40代・50代から考える

キャリア後期に向けた
看護職人生の
組み立て方

資産・生活設計・働き方

濱田安岐子

編

日本看護協会出版会

執筆者一覧

編集

濱田安岐子 ⋯⋯⋯ NPO法人看護職キャリアサポート代表／株式会社はたらく幸せ研究所 代表取締役／
看護師／国家資格キャリアコンサルタント

執筆（掲載順）

濱田安岐子 ⋯⋯⋯ 前掲

加藤明子 ⋯⋯⋯ 加藤看護師社労士事務所 代表／特定社会保険労務士／看護師

中林友美 ⋯⋯⋯ フローレンス FP オフィス 代表／ファイナンシャル・プランナー／看護師

出井小幸 ⋯⋯⋯ 医療法人直心会 帯津三敬病院 看護部長

安藤絹枝 ⋯⋯⋯ 前 社会福祉法人公生会 特別養護老人ホーム「とまとの里」看護主任

田中純子 ⋯⋯⋯ 神奈川県海老名市民生委員・児童委員

川合榮子 ⋯⋯⋯ オレンジカフェ「つなぐ」代表／看護師

平岡広美 ⋯⋯⋯ 公益社団法人徳島県看護協会 AWA ナース／感染管理認定看護師

佐藤みはる ⋯⋯⋯ 助産院ハイジア 院長

伊藤清子 ⋯⋯⋯ 認定 NPO 法人 横浜こどもホスピスプロジェクト 理事／看護師

森田貞子 ⋯⋯⋯ 株式会社すみれ 代表取締役／すみれ訪問看護ステーション 所長

德永京子 ⋯⋯⋯ 合同会社チームヒューマン 代表／保健師／公認心理師

小林はるみ ⋯⋯⋯ Humming Station 代表

松尾玲奈 ⋯⋯⋯ Wholwell 合同会社 代表／保健師／労働衛生コンサルタント（保健衛生）

中村智子 ⋯⋯⋯ 公益社団法人東京都看護協会 東京都ナースプラザ プラチナナース支援係

山元惠子 ⋯⋯⋯ 前 公益社団法人東京都看護協会 会長／富山福祉短期大学看護学科学科長・教授

はじめに

　本書は、少子高齢化・人口減少により働き手が減り、有病率の高い高齢者が増加していく日本において、活動を続ける看護職を支えるバイブルになってほしいという思いから企画に参画しました。

　看護職は「生涯現役」というキャッチフレーズのもと、社会の要請に応え、その課題に取り組んでいます。多様性、自分らしさ、自由に生きることの機運が高まる中、2019年末からの新型コロナウイルス感染症のパンデミックに対応した社会生活がスタートしました。社会で働く人々はテレワークやDX（デジタルトランスフォーメーション：デジタル技術による生活やビジネスの変革）、仮想空間の活用で、自己実現をめざしやすい時代に突入しているように見えます。一方で看護職は、目の前の患者・利用者にリアルな世界で直接ケアをする職業としての価値を社会に表明してきました。患者等に求められてケアをする職業であることは喜びだけでなく、ときに苦しみにもなり得ます。看護職自身が自らの働き方を自己決定していなければ、疲弊感が増幅します。「生涯現役」看護職が自己決定を重ねて幸せな生き方を実現するためには、準備が必要です。「生涯現役」で社会課題に取り組む国家資格保有者として職業人生と自分の人生との折り合いや融合を考える必要がありそうです。

　本書には、生涯、看護職として生きていくことを選択する人生が、より幸せなものになるためのヒントがちりばめられています。1章では編者が、キャリア後期を生きる看護職に定年退職後のキャリアを見据えたデザインを考えるためのヒントをお伝えしています。2章前半は、生涯、活動し続けるための資産や生活設計を意識しつつ、労働条件を検討するために、特定社会保険労務士の加藤明子さんに執筆いただきました。お金に困らない人生を歩むライフプランを考えるためには、ファイナンシャル・プランナーの中林友美さんによる2章後半の執筆項目も重要です。

　3章ではキャリア後期の活動に参考になりそうな10の事例を紹介します。今回は雇用されて働くことからは離れた事例が多くなりましたが、多くの方が自分の強みを活用しながら自己実現につなげられています。本書をご覧いただく皆様は組織に雇用されて活動していく方も多いと思います。まず、参考になりそうなのは、帯津三敬病院看護部長の出井小幸さんの、定年退職後の看護職の活躍についての考え方や、同院で継続して働き続ける看護職たちのケースです。組織の特性やリーダーの考え方が生涯現役で活動できる看護職を支えてくれます。また、特別養護老人ホームに職場を変えた経験を紹介する安藤絹枝さんの事例も参考になります。それから、ボランティアとしての地域活動をする田中純子さん、認知症カフェを開催する川合榮子さん、フリーランス認定看護師の平岡広美さん、助産師を一生の仕事にした佐

藤みはるさん、こどものためのホスピスで看護の原点に回帰した伊藤清子さん、看護小規模多機能型居宅介護を開設した森田貞子さん、働く人の心の健康づくりに取り組む徳永京子さん、看護の心で異業種に飛び込んだ小林はるみさん、それぞれのキャリアデザインをとても興味深くお読みいただけます。独立をお考えの方にも大変、学び深い内容になっています。

　そして4章では、キャリア後期の備えとして、看護職自身の健康管理について松尾玲奈さんに、そして、東京都看護協会から、プラチナナースの就業支援の内容を中村智子さんと山元惠子さんに執筆いただきました。どの項目もキャリア後期を生きる看護職に参考になりそうなことばかりです。

＊

　編者が設立したNPO法人看護職キャリアサポートと株式会社はたらく幸せ研究所では、看護職とともに国連が推進する持続可能な開発目標（SDGs：Sustainable Development Goals）へ取り組むことを社会課題に対する活動として推進しています。看護職はSDGsの17の目標全体に、現場で取り組んでいます。意識していなくても実践していることが看護職の価値の高さです。直接的なケアには携わっていなくとも、看護職として活動しているだけで、すでに目標の3・5・8に取り組めていることになります。世界の危機的な課題に対して持続可能な社会を実現していくのが看護職たちです。自信をもって「すべての看護職の活動は社会を支えているのである！」と叫びたい思いです。

　尊き活動をするすべての看護職が、幸せな看護職人生を歩むことのできる社会をめざすというキャリアビジョンの達成に向けて、編者もまた生涯現役で、看護職のキャリアを支援し続けます。

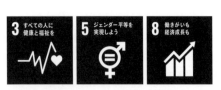

[出典] United Nations Sustainable Development Goals web site
〈https://www.un.org/sustainabledevelopment/〉
（2023.1.5 閲覧）
The content of this publication has not been approved by the United Nations and does not reflect the views of the United Nations or its officials or Member States.

2022年12月
編者 濱田安岐子

4 章

キャリア後期のための備えと情報

＊本書で紹介している制度などの内容は、2022年12月現在の情報に基づいたものです。

知りたいことを見つけるための
チェックシート

仕事という枠にとらわれず、今後のライフスタイルも含め、
あなたの興味・関心があることや価値観から、自分らしい将来の生き方や活動を考えていきましょう。
あてはまる項目に該当するページから、詳細をご覧ください。

チェック

この内容に注目！

☐ 定年後のイメージがわかない。何となく不安。
→ 2章2（ライフプラン） p.034

☐ 健康面が気になっている。
→ 4章1（キャリア後期のヘルスケア） p.124
3章6（更年期への備え） p.088

☐ 高齢の親のことが心配。
→ 2章1（仕事と介護の両立支援制度） p.018
2章2（親の介護費用、相続） p.034

☐ 将来、活用できる制度について知りたい。
→ 2章1（定年／継続雇用制度、退職金制度、仕事と介護の両立支援制度） p.018

☐ 将来の生活費について知りたい。
→ 2章1（年金制度） p.018
2章2（ライフプランと必要な資金） p.034

☐ 在宅・地域の看護に興味がある。
→ 3章1（病院の在宅診療部門、退院調整、訪問看護部門） p.056
3章2（特別養護老人ホーム［高齢者施設］での看護） p.062
3章8（看護小規模多機能型居宅介護、訪問看護） p.102

☐ 自分の強みの見つけ方／経験の棚卸しを知りたい。
→ 1章2（キャリアの再構築） p.006

☐ 今、所属している職場でそのまま職員でいたいと考えている。継続雇用・再雇用されている人の働き方を知りたい。
→ 3章1（ジェネラリストの再雇用） p.056

☐ 将来は、仕事よりもボランティア活動に興味がある。
→ 3章3（民生委員・児童委員、傾聴ボランティア） p.068
3章4（認知症カフェ） p.074
3章5（ジオガイド［観光ガイド］） p.080

1章

キャリア後期に向けた
看護職人生の組み立て方

1

生涯にわたり看護職として
社会参加するための準備とは

濱田安岐子 ● NPO 法人看護職キャリアサポート 代表 / 株式会社はたらく幸せ研究所 代表取締役 /
看護師 / 国家資格キャリアコンサルタント

　皆さんは、定年退職後のライフキャリアについてプランニングされたことはあるでしょうか。目の前でケアを求めている人に集中してかかわる毎日を過ごす看護職の中には、自分自身のこれから先のプランニングを行っている方はまだまだ少ないかもしれません。「こんなに忙しい毎日からいつか解放される日がくるのだろうか」「定年退職したら思いっきり自分の時間を満喫しよう！」……など、漠然と考えている場合もあるでしょう。変化しやすい現代において、きっちりとしたキャリアプランを立てることは難しいものです。

　しかし、これからの時代、キャリアについて漠然と考えているままでは、定年退職という大きな分岐点を乗り越えた後に、自分らしく生き続けることが困難になりそうです。

1. 団塊の世代の定年退職後のイメージ

　1947（昭和 22）年〜1949（昭和 24）年に生まれた約 810 万人の集団は、団塊の世代（戦後のベビーブーム世代）と呼ばれます。大学進学した人は学生運動が盛んな時期を過ごし、高度経済成長を支える社会人となり、バブル経済期には 40 歳前後で日本経済の「右肩上がり」を実感した世代でもあります。

　看護職においては看護職能の社会的地位を築くための活動を盛んに行った世代であり、看護職としてのキャリアの価値をつくり上げてきました。医療現場を護り、医療や看護のシステムを支え、人々が健康に暮らすための礎を築いてきた人々の多くは、長く勤め上げた組織で定年退職を迎えました。この世代は定年退職後に潤沢な年金を受給して経済的に安定しており、悠々自適に生活しているといったイメージを持つ方が多いのではないでしょうか。

2. 社会状況の変化に対応する働き方と課題

　団塊の世代は、高度経済成長・低成長時代・バブル経済発生と崩壊などを経験しながら社会システムを築いてきましたが、以降の世代は、そのシステムのマイナーチェンジの中で過ごしてきたという見方もできるかもしれません。そして現在、キャリア後期を生きる看護職を取り巻く社会状況は大きく変化しています。

　ここでは、「キャリア後期」を、心理学者・キャリア理論家であるエドガー・H・シャインのキャリア・サイクルで提示されている「40歳以降引退まで」と仮定して話を進めます[1]。「キャリア後期」という言葉からは、取り組む仕事が終わりに近づくときといったイメージを持つのではないかと思います。しかし、2016年に出版されベストセラーとなった『LIFE SHIFT（ライフ・シフト）』[2]では、寿命延伸により人生は100年で考える時代となり、学び、仕事をして、そして人生の最後は隠居するという単純な人生プランは難しくなるという考え方を示し、社会に衝撃を与えました。

　もしも、定年退職で自由の身になることを人生のご褒美と考え、とにかく患者のために、自分の人生のさまざまなことをあきらめながら生きてきた看護職がいたとしたら、今後のキャリアを考える転機になったことでしょう。それまで、うすうす感じていた「自分が年金をもらうころには、今、年金をもらっている人たちよりも大きく減額されているのだろう」という予想も、いよいよ現実化します。そうなると、「働かなくても生きていくための資金を今から貯金しておかなければ」「定年退職した後も生活のために体力に合わせて働き続けるしかないのか」など、さまざまなことを考えるのではないでしょうか。

　このような状況には、看護職であればご存知の、超高齢・人口減少社会である日本の経済問題が大きく影響しています。しかし、看護職が働き続けるという意味を考えるとき、定年退職後の生活費に充てられる年金の減額という要因だけでなく、「超高齢社会において高齢者を支える看護職の存在」に大きな期待が寄せられていることを感じる方は多いのではないでしょうか。そして、その期待に応えたいと思う方もいるでしょう。看護職の免許には年齢制限や定期的な更新制度がありません。それは、看護職が年齢に関係なく社会に求められているから、と考えることができます。

　さて、生涯にわたり看護職として社会参加し続けるためには、乗り越えたい課題がいくつかあります。それは、①定年制度による退職、②体力低下、③就業マッチング、④自分の人生を生きる意識を持つこと、などです。それぞれについて、以降で解説をします。

❶ 定年制度による退職

　定年退職制度は、キャリアの後期に体験する大きな分岐点です。前述したようにキャリア後期は40歳以降引退までを表す言葉ですが、継続して働き続けたいと思っている人にとって、この制度は高いハードルになるでしょう（定年退職制度等については、2章で詳しく解説します）。

　一定の年齢に達すると強制的に退職を考えなければならない仕組みは、賃金制度と大きく関係がありそうですが、定年でいったん区切りをつけたいと思う看護職は多いのではないでしょうか。この定年退職制度を見据えて組織経営者側とどのような話し合いをするのかが、その後のキャリアを左右しそうです。そもそも、同じ組織で定年退職後も働き続けたいと思うのかどうかを、早いうちから検討しておく必要がありそうです。

❷ 体力低下

　定年退職後に働き続けている看護職の話を聞くと、働き方について考えるためのコツがあるそうです。特に参考にできそうなことは、「体力との相談」です。働き続けてきた看護職の体力は、基本的には維持されています。しかし、キャリアを定年後の働き方にシフトしようとするときには、「定年退職でキャリアの区切りがついたから、これからは自分の時間を大事にしていこう」「自分の時間を大切にすると、働く時間はこのくらいになりそうだ」といった考えが浮かぶようです。

　若いころにはあきらめていたこと、あるいは両立させようと必死に頑張ってきたことなどを、定年退職をきっかけに、頑張らないで楽に続けながら生きていく。その体力を維持しようとする方が多いようです。

❸ 就業マッチング

　定年退職後に自分が活動する場、そして、希望する働き方を受け入れてもらえる場についての検討です。この課題には生活費との関係がかかわってくるでしょう。絶対に働いて収入を得なければ生活が困難であるとなったら、検討する条件の優先順位も変わってきます。看護職であるというだけで求められて就職ができる年齢層の場合では、ある程度の体力があり看護業務ができることが前提です。また、新しい職場に適応するまでの期間はストレスがかかるので、乗り越えるには精神力も必要になります。採用者側と働く側の期待が一致しているかが重要です。組織が看護職の役割をどのように捉えているのかが、大きく影響しそうです。

❹ 自分の人生を生きる意識を持つこと

　看護職として働き続ける上での課題は前述した①〜③であったとしても、自分が自分らしく働き続けることには、自らの働く意志と看護職として生きるという意識が影響します。看護職は看護の道を選んだときに、自ら看護職として働く意思決定をしたはずです。しかし、看護職として学び、

忙しい毎日の中でストレスフルに働き続けると、自己コントロール感を失って働きたいという気持ちが薄れ、「この忙しい、追い詰められた状況から逃げ出したい」と思うようになる人もいます。このような状況で働き続けていると、生涯看護職として働き続ける気持ちはなくなってしまいます。看護職として働くことにやりがいと喜びが感じられていること、そして、働く時間を調整しながらでも継続して看護職として生きていきたいと思えるような働き方をしていれば、看護職として働く幸せを感じられます。

＊

　皆さんは①～④について、どのように感じられたでしょうか。意識してほしいのは、看護職として活動することは、雇用されて勤務することと「＝（イコール）」ではないということです。

　現代の日本社会は看護職のマンパワーを求めています。しかし、期待された役割に現実的に応えられるかどうかは、キャリア後期からの仕事への向き合い方や生涯看護職として活動し続けるための準備が大きく影響することを意識したいものです。

1）エドガー・H・シャイン著, 金井壽宏訳：キャリア・アンカー, 白桃書房, 2003.
2）リンダ・グラットン, アンドリュー・スコット著, 池村千秋訳：LIFE SHIFT, 東洋経済新報社, 2016.

Column

経験豊富な看護職がさまざまな場で活躍するために

　最近の優秀なビジネスパーソンの中には、強みを武器にして、「パラレルキャリア（さまざまな活動を並行すること）」を歩み、豊かな人生を送ろうとする人がいるそうです。

　看護職には、「看護ができる」という武器があります。長年キャリアを積み上げてきた経験豊かな看護職は、若いころよりも少し楽に、複数の場所に足場を置きながら、楽しく活動しつつその能力が発揮できます。私は、看護職のセカンドキャリア支援を手がけてきた経験から、そのような「働く場」を増やしていきたいと思うようになりました。

　2018年に私が設立した株式会社はたらく幸せ研究所は「社会に看護職の尊い仕事を知ってほしい」そのためにも、「これまでのような限定的な場だけでなく、さまざまな場で看護職がかかわることによりもたらされる成果を広めていきたい」という思いがあります。さまざまな場で豊かな成果を出せるのは、経験豊富な看護職たちです。ジェネラリストの暗黙知は、その人しか持たない経験の積み重ねによって発揮される価値ある能力です。

　一例として弊社は、最近、自宅療養する患者さんが治験（分散型臨床試験：DCT事業）に参加できるように観察・ケアを行う治療支援にも、経験豊富な看護職にご協力いただきながら、事業として参画し始めました。治療の補助とケアが同時にでき、短いかかわりの中でも豊かな経験知で状況判断ができる看護職の活躍が期待されます。

　経験豊富だからこそ行える看護活動が、さらにさまざまな場において提供されるようになるために、これからも、クリエイティブにチャレンジしていきたいと思います。

2

人生や仕事への向き合い方を再構築する
キャリア後期のデザイン

濱田安岐子 ● NPO法人看護職キャリアサポート 代表 / 株式会社はたらく幸せ研究所 代表取締役 /
看護師 / 国家資格キャリアコンサルタント

　キャリア後期に差しかかった40歳以上の看護職の場合、生涯現役で活動するための準備や定年退職を意識していない方が大多数ではないでしょうか。40代成人期の方々は、精力的な社会参加でリーダーシップを発揮して活動を推進しています。もちろん、活躍の場や活動内容はそれぞれのライフスタイルやキャリア選択により多様です。医療現場の管理職、ジェネラリストとしてのチームリーダー、プロフェッショナルな実践活動を行う人、介護現場でリーダーシップを発揮する人。プライベートでは、家族ケアを行う人、本格的な趣味や看護職以外の活動や地域社会を支える活動などにかかわる人など、人生を充実させるキャリアは多様です。身体的にも精神的にも成熟度が増していることが、その生き方や活動を支えていることでしょう。

　このような状況では、生涯現役活動に向けて定年退職を見据えたキャリアの再構築に自ら取り組むのは難しいかもしれません。だからこそ、本書を活用してほしいと思います。

1. キャリアデザインとは

　私が提供しているキャリアカウンセリングやキャリア関連研修では、看護職として社会の中でどのような役割をしていく人間になるのかを考えていくことを大事にしています（**資料1**）。そして、その人がその役割を発揮するための成長の方向性を考え、過去の自分に出会いながら、自分はどうありたいのかに気づくための支援を行います。

　看護職がキャリアという言葉について考えるとき、組織のラダーを昇る、あるいは、興味のある専門分野を極めるといったように捉えることが多いかもしれません。しかし、キャリアの本来の意味は、「経験の積み重ね」です。キャリアデザインの目的は、自分らしく生きていくためにどのような経験を積んでいくのかを考えることです。ライフキャリア（自分の生き方）と職業的アイデンティティ（看護職としてのキャリア）をどのように融合させ

資料1　NPO法人看護職キャリアサポートのキャリアデザインの考え方

> キャリアデザインとは
> ・自分自身の経験やスキル、性格、ライフスタイルなどを考慮し、仕事を通じて自分自身が実現したい将来像に向かって、どのようなキャリアを歩んでいくかを主体的に考えて行動していくこと
> ・単なる資格の取得や職業上のコースの選択、働く時間、働く場を見つけることではなく、自分自身が将来的になにをしたいのか、どうなりたいのか、自分自身が社会の中でどのような役割をしていく人間になるのかを考えていくということ
> ・資格や職場や時間は手段でしかない。その働き方を通じて自分がどういう人間になりたいのかを考えていくこと
>
> である。

ながら、自分なりの人生のテーマを再構築していくのかを考えていきます。

　私がこれまでさまざまな世代にキャリアデザインの支援をしてきた経験から考えると、世代ごとに考える目的（課題）が変化するように感じられます。もちろん、キャリアは個人的なものなのでその人生やタイミング、経験している転機によって違いはありますが、看護職としてのキャリア形成プロセスの時期によって特徴があるようです。

　看護学生が考えたいキャリアデザインは、人生における社会的役割としての職業をどのように考えたらよいのかという自己探索です。新人の看護職になると、看護職として社会的な役割を遂行していくときに、その役割を果たしていくためのキャリア構築となり、どのように経験を積んでいくのかを検討します。指導されなくても仕事を遂行できるようになった看護職が考えたいキャリアデザインは、この先のキャリアの方向性を検討すること。そして、キャリア後期の始まりにおいては、自分自身の今後の活動目的を明確にしながら自己実現に向かう経験を積み重ねるとともに、定年退職という予測される転機に向けての準備を行います。これらの時期の特徴に加えて、それぞれの世代で遭遇するライフイベントが影響していきます。

　私のこれまで行ってきたキャリア支援の経験を整理すると、上記のような世代別のキャリアデザインの変化があるように思えます。最近は、個人差があるという意味で世代ではくくらない傾向がありますが、キャリアを積み重ねてきたプロセス（年齢ではなく、費やした期間）において、おおよそ同じような課題が現れてくる傾向があるようです。

2. キャリア後期のキャリアデザインの検討ポイント

　キャリア後期にデザインしたいのは、「自分自身の今後の活動目的を明確にしながら自己実現に向かう経験を積み重ねることと、定年退職という

予測された転機に向けての準備」です。該当する方々は、自分自身が現在取り組んでいる看護活動を充実・発展させていく気持ちを持ちながら目の前の対象に向き合っており、キャリア形成プロセスの延長線上で精力的に活動している状況にあります。この精力的な活動（看護職としての自己実現を最大限に拡大させること）が、所属する組織の活動の方向性（理念やビジョン、組織の存在意義や目的）と重なり合って社会に還元されることで、社会を支える世代としての活動になっています。自分自身と社会、それぞれに影響する重要なキャリアを歩んでいるときですから、立ち止まってその先を考えることなどなかなかできないのが現実かもしれません。しかし、生涯現役で活動するためにも、ぜひ、キャリアの歩み方の再構築を検討する時間を持ってほしいと思います。

　以下に、定年退職後を見据えてキャリアデザインを検討するポイントを挙げてみます。

1 | 自分の強みを見つける

　定年退職後の働く場や働き方、活動内容を検討する手がかりは、「自分の強み」です。と言っても、「強み」の前に課題が浮かぶ方もいるかもしれません。例えば、前節で言及した「体力低下」の課題については自分の身体と相談しながら検討することになりますが、活動量の減少は看護業務内容に影響します。これまで、看護職は同じように、同じ時間働くこと——職場で患者に提供される看護業務はそこで働くすべての看護職員が同じように実施できなければならない——を求められ、厳しく難しいその課題を乗り越えてきた世代がいます。しかし最近は、多様性を受け入れて互いの特性を補い合いながら働き続けることを支援しようとする職場も多くなりました。

　多様性は働く時間に関するものだけではありません。看護師国家試験に合格して入職したさまざまな新人看護職を見ていると、足並みがそろわない状況は多々あります。基本的な看護技術を仕事として実施することが困難である、多重課題に対応できずにパニックになる、医療現場の緊張感に耐えられずに患者とのコミュニケーションがとれないなど、その特性はさまざまであり、その時点でできないことを挙げればきりがありません。一方、ベテラン看護職の場合は、加齢による機能低下が看護業務に影響してくることもあるように感じます。目が見えづらい、聞き取りが難しい、活動エネルギーが持続しない、排泄の問題が起こる、身体的疼痛症状が出る、認知機能が低下する、などです。このような加齢による機能低下も挙げればきりがありません。

　それぞれの加齢現象を予防的な対応で遅らせたり、都度対応策を考えた

りしながら働き続けることになるのでしょうが、自分の強みを見出せたら状況は一転します。年齢を重ねることは経験値が上がることを意味します。思慮深くなり、物事の本質を捉えることができるようになって、問題解決をするための知恵を持っています。これまでどのような経験があり、経験の中からどのような分野の状況把握や問題解決が得意なのかを自分なりに整理しておくことができれば、それが強みになるでしょう。もちろん、技術的な得意分野があれば、それも強みになります。成果を出せることはなにかを長い時間をかけて見つけていく作業ができれば、定年退職の時期に自分の強みを活かして活動し続けることが可能になります。

2│自分が大事にしたい看護活動を意識する

　キャリアデザイン研修では、「看護職は成長していくプロセスの中で自分らしく看護をするための方法を見つけていくのだ」と伝えています。成長途中で技術が身についていない時期に自分らしく働くことができないと感じるのは当然のことです。変化しているのですから、自分らしさを模索することになります。

　看護職としてのアイデンティティの成長は自分が大事にしたい看護を見つめ続ける経験を重ねていくことから始まります。そして、技術が身について指導されなくても働くことができるようになったとき、初めて自分らしい看護活動をするための準備ができたことになります。自分が大事にしたいことがなかなかできずに苦しかったときに比べ、いつの間にか視野も広くなり、余裕ができて、ふと肩の力が抜けている自分に気づきます。

　このタイミングにおいて、キャリアデザインを職場選びだと思う人は転職を模索し始め、キャリアデザインをスペシャリスト志向だと思う人はコースの選択を検討します。スペシャリストになるコースへの入学後に、看護をしていると思っていた自分が実は看護に向き合えていなかったことに気づかされて、キャリアをさらに模索する場合もあるかもしれません。あるいは人材育成をする立場や指導者層になることがキャリアアップだと思う人は、看護業務を遂行するための作業を教えることで成長した気持ちになり、マネジメントは人材育成をすることだと考えるかもしれません。

　看護専門職としての真のキャリアデザインは、「自分の大事にしたい看護を実践することで、自分らしく看護職として生きること、社会的役割と自己実現をつなげていくこと」です。患者に提供したいと思っていた看護があっても、忙しさや複雑さのためにできないと思い込んでいたのは実践能力の未熟さからであったことに気づくことができます。時間をかけて丁寧に実施しなければ成果を出すことができないと思い込んでいた自分から、時間をかけずとも成果を出す実践ができる自分に変化します。患者に

必要な看護の成果を出すことに自己価値を感じられたとき、それが自己実現としての看護と融合していくのです。

　このようなことを明確に意識して乗り越えてきた看護職もいますが、いつの間にかそれができるようになったために意識していない場合も多いようです。キャリア後期になると、自分が大事にしてきた看護経験の積み重ねを語れるようになります。同時に、自分が大事にしたい看護を実践しつつ、毎回、新たに出会う患者とのかかわりから自分が大事にしたい看護観がさらに深まり、広がり、そして気づいていなかった自分の価値観への気づきによって看護実践が熟練していくようです。このようなキャリアの歩みが意識できると、自分の活動のコアにある部分——成果を出せる強みであり、自分が大切にして生きていきたい看護観——を定年退職後の活動選択の手がかりにして、キャリアチェンジをしていくことができます。

3│仕事以外の大事にしたいことを再確認する

　仕事優先で生きているキャリア後期の看護職の場合、仕事以外の人生を見失っていくことがあります。あらためて仕事以外の自分自身の楽しみや生きがい、大事にしながら生きていきたいことは何かを考えてみてもよいかもしれません。

　近年、第3の場所（サード・プレイス）の重要性が話題になっています。第1の場所は自分自身の生活基盤の場所です。自宅であり、家庭です。第2の場所は職場（学生の場合は学校）です。そして、第3の場所は、家庭でも職場でもない、義務感や必要条件にとらわれず、ありのままの自分でいられる場所と言われます。現代はストレス社会であり、「ねばならない」ことに多くの時間が縛られています。普段の役割を超えて一個人として存在できる場所があることが、生きることの支えにもなり得ると思われます。

　また、仕事以外で大事にしたいことがあると心が豊かになりそうです。自分らしく生涯現役で生きていくためには、看護だけにとらわれることなく、社会を支える一員としての看護職が活動することの意味（社会にとってどのような存在でありたいか）を考えることがヒントになります。社会に目を向けること、医療職以外の社会を支える仕事をしている人たちと交流することは、自分の看護職としてのアイデンティティを新たな角度から見つめ直すきっかけをもたらします。看護職としての自分を意識しながら仕事以外の大事にしたいことに気づくことができれば、生涯現役で生き続ける意味について再認識することもできるでしょう。

3. 生涯現役を実現するキャリアデザインの実際

1 │「自分時間」をデザインしよう

体力が低下してきた段階では、仕事時間を調整しながら自分らしくいられる時間を増やすことを考えたいものです。そのために、時間の見える化を行い、検討していきましょう。「自分時間」の検討のポイントは、何をしている時間なのかを考えるとき、「作業」ではなく、「役割」で分類していくことです。

人は人生においてさまざまな役割を持って生きています。子どもという役割、大人という役割、市民という役割などです。さらには配偶者であったり、学生であったりするかもしれません。ドナルド・E・スーパーは、人が生きていく過程のライフステージと役割過程を提示しました。虹のような形の図は、「ライフ・キャリア・レインボー」と名付けられています（図1)[1],[2]。また、スーパーは、キャリア発達の段階も示しています（図2)[3],[4]。

キャリアを人生におけるさまざまな役割だと考えると、自分時間のデザインは自分の役割の整理と捉えてもよいかもしれません。今の自分の役割をネーミングしながら時間やエネルギー配分を整理してみると、これから先はどうしていくのかを検討することができそうです。

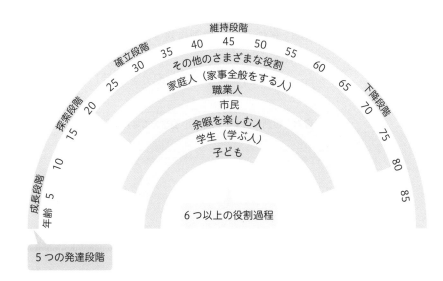

図1 ライフ・キャリア・レインボー

［出典］Super, D. E.：A Life-Span, Life-Space Approach to Career Development, Journal of Vocational Behavior, 16, 1980, p.282-298 および文部省：中学校・高等学校進路指導資料第1分冊, 平成4年等を参考に作成

第 1 ステージ : 成長段階 （0〜14 歳）	自分がどのような人間であるかを知り、職業や仕事に対しての関心や意味を深める時期。
第 2 ステージ : 探索段階 （15〜24 歳）	職業についての希望を形成し、その実践（試行）を通して、生涯にわたる仕事かどうかを考える時期。
第 3 ステージ : 確立段階 （25〜44 歳）	職業への方向性を確定し、その職業で自己確立を図ることが課題になる時期。
第 4 ステージ : 維持段階 （45〜65 歳）	これまでに得た経験や地位を守り、維持することに取り組む時期。
第 5 ステージ : 下降段階 （66 歳〜）	仕事や諸活動の減退、退職を迎える時期。第 2 の人生を楽しむことに興味や関心が向けられる時期。

図2　　5つの発達段階

[出典] Super, D. E.：The Psychology of Careers；an Introduction to Vocational Development, Harper & Brothers, 1957（日本職業指導学会訳：職業生活の心理学 職業経歴と職業的発達, 誠信書房, 1960）および渡辺三枝子編著：新版 キャリアの心理学, 第2版, ナカニシヤ出版, p.46-47 等を参考に作成

ワークシートを用いながら、以下の Step で検討していきましょう。

Step 1：あなたは今、人生のどの地点にいると感じますか？　キャリアの5つの発達段階で確認します

Step 2：あなたの担っている役割はなんですか？　図1を基に書き出してみましょう

Step 3：それぞれの役割に対する気持ちと現在のエネルギー配分を書いてみましょう

Step 4：将来的なエネルギー配分を検討してみましょう

	役割	役割に対する気持ち	現在のエネルギー配分（%）	将来的なエネルギー配分（%）
1				
2				
3				
4				
5				

2 ｜「自分の強み」を見つけよう

「自分の強み」を活かすことができると、生涯現役でいることができます。しかし、従来、謙虚さを大事にし、できないことに注目してトレーニングする必要があった看護職の場合、自分の強みを自覚することに難しさを感

〈開放の窓〉 自分も他人も知っている自己	〈盲点の窓〉 他人は知っているが自分は知らない自己
〈秘密の窓〉 自分は知っているが他人は知らない自己	〈未知の窓〉 自分も他人も知らない自己

図3 ジョハリの窓（対人関係における気づきのグラフモデル）

じる人が多いようです。自分の強みを見つけるためには、心理学モデルである「ジョハリの窓」が参考になります（図3）。

〈開放の窓〉と〈秘密の窓〉は自分が認識できている部分ですから、後述する「経験の棚卸し」を行うことで検討できます。キャリア後期にチャレンジ精神を発揮することができたなら、その新しい経験により、〈未知の窓〉から見た自分に出会うことができるでしょう。そして、〈盲点の窓〉ですが、他者からのフィードバックを活かすことができれば、自分の強みに気づけます。

ワークシートを用いながら、以下の Step で検討していきましょう。

Step 1：あなたをよく見てくれていると思える人を 2〜3 人見つけます
Step 2：それぞれにインタビューを行い、検討を進めます
　①自分とその人の関係性や接点を確認し、記入する（どのような視点で自分を見ているのかをイメージする）
　②自分のこれからの強みになりそうなこと、また、そのことがよくわかるエピソードを聞く
　③聞くことのできた結果を見て、これからのキャリアに活かせそうなことを検討する

その人とあなたとの関係	
自分の強みになりそうなこと	
エピソード	
これからのキャリアに活かせそうなこと	

3 │「経験の棚卸し」をしよう

❶ 職務経験の棚卸し

　「経験の棚卸し」は経験してきたことを整理することですが、キャリア後期に差しかかったら職務経歴書を書く体験をおすすめします。職務経歴書は通常、転職活動に活用するもので、仕事の経験内容を整理した書類です。これまで担当した業務や活動目的、役割、工夫したこと、頑張ったこと、成果等をA4用紙1枚程度に整理していくと、「自分の強み」が見えてきます。あっという間に過ぎ去る日々の中で、日常業務において自分が出した成果や実績を意識したことがない人は多いかもしれません。誰かにアピールすることをイメージしながら自分の実績を言葉にし、それを自分の目で見て確かめましょう。

　ワークシートを用いながら、以下のStepで確認していきましょう。

　　Step 1：職務に携わった期間・部署・役職などの整理をしましょう
　　Step 2：職務ごとに具体的な活動内容を整理しましょう
　　Step 3：それぞれの成果を言葉にしましょう
　　Step 4：自分の強みを確認しましょう

職務に携わった期間・部署・役職	具体的な活動内容	成果	自分の強み

❷ 看護経験の棚卸し

　これからも大事にしたい看護についても、経験の棚卸しを行いましょう。自分の看護観に影響があったと思える経験をしたタイミングで整理すると、自分の看護の軸が明確になり、看護観が深まります。ポートフォリオのように自分の看護経験が整理できます。

　ワークシートを用いながら、以下のStepで確認していきましょう。

Step 1：どのような患者さんに、どのようにかかわったのでしょうか
Step 2：そのことはあなたにどのような影響を与えましたか
Step 3：専門職としてあなたが大事にしたいと考えることは何ですか
Step 4：これからどのような実践を行っていきますか

どのような患者さんに、どのようにかかわったのでしょうか	
そのことはあなたにどのような影響を与えましたか	
専門職としてあなたが大事にしたいと考えることは何ですか	
これからどのような実践を行っていきますか	

引用文献

1 ）Super, D. E.：A Life-Span, Life-Space Approach to Career Development, Journal of Vocational Behavior, 16, 1980, p.282-298.
2 ）文部省：中学校・高等学校進路指導資料第 1 分冊, 平成 4 年.
3 ）Super, D. E.：The Psychology of Careers；an Introduction to Vocational Development, Harper & Brothers, 1957（日本職業指導学会訳：職業生活の心理学 職業経歴と職業的発達, 誠信書房, 1960）.
4 ）渡辺三枝子編著：新版 キャリアの心理学, 第 2 版, ナカニシヤ出版, p.46-47.

2章

キャリア後期のための
「資産・生活設計」の考え方

確認しておきたい「キャリア後期を支える組織の制度・国の制度」

加藤明子 ● 加藤看護師社労士事務所 代表 / 特定社会保険労務士 / 看護師

「あの人のように年をとりたい」「あのような生活の仕方、憧れる」……
看護職は仕事を通じて、多くの方々と出会います。これまで出会ってきた
患者さんやご家族、看護職の先輩やお知り合いの方の中で、あなたが素敵
だなと思い浮かべる方もいらっしゃるでしょう。そのイメージは、あなた
の価値観を反映しているはずです。

キャリア後期の生活設計に必要な「資産」を考えるときには、大切にし
たいこと、譲れないことなど自分の価値観を知り、現在の自分が置かれて
いる状況を客観的に観察し、適切な目標を立て、それに向けた具体的な計
画を立てます。看護計画と同じですね。ただし、看護計画と違うのは、あ
なた自身が主役であること。

人生100年時代。40代からのキャリア後期を存分に楽しむためには、
できるだけ早くから、自分の生活や体・健康のこと、お金について考えて
おくことが大切です。2章では、キャリア後期に必要な「資産・生活設計」
について考えていきます。

1. キャリア後期を支える組織の制度とは

1 │ まず確認したい諸制度

あなたが組織に属して働いていらっしゃるのであれば、まず確認してい
ただきたい「キャリア後期に関連した諸制度」があります。

①定年制の有無、定年年齢
②定年後の継続雇用制度（再雇用制度・勤務延長制度）の有無
③退職金制度の有無、内容（適用される労働者の範囲、支給要件、額の計算、
　支払い方法、支払いの時期等）
④その他の制度（仕事と介護の両立支援制度、仕事と治療の両立支援制度、その
　他の休職制度）

それぞれについて説明していきましょう。

❶ 定年制、定年年齢

2013年4月に「高年齢者雇用安定法（高年齢者等の雇用の安定等に関する法律）」が改正され、希望者は原則65歳まで継続して働けるようになりました。定年制がない会社*1 もあれば、定年を65歳や66歳以上に設定している会社もありますし、60歳定年として、その後は以下②に示す継続雇用制度を採用している会社もあります。

❷ 定年後の継続雇用制度

継続雇用制度には、再雇用制度や勤務延長制度があります。再雇用制度では一度退職の手続きをとりますが、勤務延長制度は退職せずに雇用形態を維持したまま雇用を延長する制度です。再雇用制度では、一度退職の手続きをとり、再雇用となりますので、再雇用後は「正職員から嘱託職員・非常勤職員などのような雇用形態の変更」や「給与・処遇といった労働条件の変更」などが行われるのが一般的です。

❸ 退職金制度

退職金制度は、制度の有無や支給の条件・算出方法については、会社ごとに定められています。退職金制度を設けている場合には、一定期間の勤続年数がある場合に支給され、支給金額は勤続年数が長いほど増えるように制度設計されていることが一般的です。また、退職理由（自己都合退職や会社都合退職）によって支給金額に差を設け、本人の問題による懲戒解雇などの場合は支給しない、としている会社も少なくありません。

最近では、苦しい経営事情を反映して、退職金制度の廃止や減額、対象者の範囲の縮小、制度を設けないとする会社も増えてきています。

❹ その他の制度

キャリア後期には、家族の介護、死やあなた自身の体調不良などさまざまなライフイベントに直面することが多くなります。ライフイベントと仕事の両立を図るための会社の制度について確認しておきましょう。

例えば、仕事と介護の両立支援制度。「育児・介護休業法（育児休業、介護休業等育児又は家族介護を行う労働者の福祉に関する法律）」には、仕事と介護を両立するための制度（介護休業、介護休暇、所定外労働の免除など）が定められ、会社も法律に則った制度整備を行う義務があります。家族の体調が悪くなってしまったり、家族の資産や諸々の手続きが必要となったりすることも出てくるでしょう。看護職は、人体の仕組みや疾患のこと、治療に関することや介護支援制度をはじめとしたさまざまな社会資源に明るいことから、体調が悪くなってしまった家族、関係者から頼られることが少なくあ

---

*1：本節では、便宜上、「会社」と表現していますが、適宜「組織」「医療機関」等に読み替えてください。

りません。つい、介護離職を考えてしまうかもしれませんが、まずは勤務先が整備している制度を相談して活用すれば、介護も仕事もあきらめなくてよいかもしれません。

　仕事と治療の両立支援制度に関して、法律上、制度の整備は義務とはなっていませんが、国は「事業場における治療と仕事の両立支援のためのガイドライン」や「企業・医療機関連携マニュアル」を公開したり、セミナーを開催したりして、両立を後押ししています。ひょっとしたら、勤務先にも両立支援制度があるかもしれません。

　また、知識も経験も人脈も豊かなキャリア後期の看護職は、地域などでも役割が求められることがあります。そのような従業員を支援する制度としてボランティア休暇制度を設けたり、学び直しを支援するリカレント休暇制度や休職制度というような勤務先独自の制度を設けたりしているかもしれませんので、確認してみましょう。

2│組織の制度の調べ方・使い方

❶ ネット情報ではなく勤務先に直接確認

　インターネットで「看護職　退職金」「看護職　定年」と検索をすると、退職金の相場など、さまざまな情報が表示されますが、根拠となる情報源が明らかでなかったり、誤った情報が散見されたりします。大切なのは、あなたが勤めている勤務先に、あなた自身が確認することです。

　会社の制度は就業規則に具体的に記載されているので、就業規則を確認しましょう。就業規則がわからない、就業規則に記載されていてもどのような運用になっているのか読み取ることが難しい、就業規則に記載されていない場合などは、勤務先の総務人事担当や看護部に確認してみましょう。

❷ 退職金と転職

　退職金制度には、勤続年数10年を一単位にして退職金額を上げていく制度設計もあり得ます。そのような勤務先の退職金制度の仕組みを理解した上で、ライフイベントや興味・関心分野が変わっても、退職せずに病院内で異動したり、勤務調整をしたり、ライフイベントと仕事の両立支援制度を活用したりして、同じ勤務先で継続して働く方もいらっしゃいます。

　国家資格を持つ看護職は、転職が比較的容易な職種です。目先のことにとらわれて就職・退職を繰り返すのではなく、広く長い視点で、自分の働き方や生き方、ライフプランを考えることが大切かもしれません。

　また、これから転職や就職活動をしようとお考えの方は、求職活動時に労働条件を確認する際に、どのような制度があるのか（ライフイベントと仕事の両立支援制度、退職金制度、定年制、継続雇用制度の有無など）確認されることをおすすめします。

2. キャリア後期を支える国の制度とは

健康寿命が延び、シニア世代や女性をはじめ、多くの人がこれまでよりも長い期間にわたり多様な形で働くことが求められています。そこで国は、会社の働き方改革を推進するために、雇用保険や社会保険（健康保険・年金保険）に関する制度を改正しています。以下に紹介します。

1 │ 雇用保険

雇用保険は、雇用に関する支援をする強制保険制度です。失業したとき、育児や介護のために休業したとき、定年後の再雇用により賃金が一定以上減額したときに給付を行い、労働者の生活を安定させることを主な目的としています。また、雇用の機会を増やしたり、労働者の能力開発や就職を促したりすることも雇用保険の役割です。

雇用される労働者は、一定の条件を満たすと原則として雇用保険の被保険者になります。なお、公務員は原則として雇用保険の適用除外です（**表1**、p.22 の**図1**）。

キャリア後期に活用できる雇用保険の制度を見ていきましょう。

❶60歳以上65歳未満の場合

【ケース1】勤務先に継続雇用され、賃金が75%未満に減少した場合

雇用保険の**高年齢雇用継続給付**の**高年齢雇用継続基本給付**（図1の①）の対象となります。

条件	・ハローワークで手続きを行う ・原則として60歳時点の賃金と比較して、60歳以後の賃金が60歳時点の75%未満 ・60歳以上65歳未満の一般被保険者であること ・雇用保険の被保険者であった期間が5年以上あること
給付内容	賃金の低下率に応じて、賃金の最大15%が支給される

（例）60歳時点の月給が30万円。60歳以降の賃金が20万円に減少（賃金低下率66.67%）。高年齢雇用継続給付として1万6340円が支給される。

表1　雇用保険の加入条件

①31日間以上働く見込みがあること
②所定労働時間が週20時間以上であること
＊原則として1カ所の勤務先で20時間以上働く場合が対象ですが、65歳以上の方は複数の勤務先の労働時間を合算できる「雇用保険マルチジョブホルダー制度」（後述）があります。
③学生ではないこと（夜間学生は加入できるなど例外もあり）

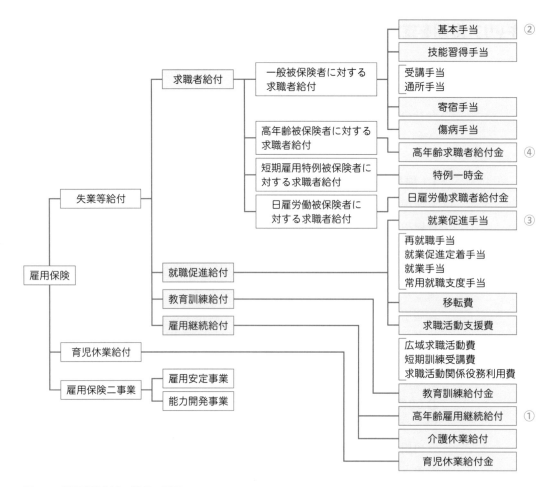

図1 雇用保険制度の給付の概要

[出典] 厚生労働省 Web サイト：ハローワーク インターネット サービス，雇用保険制度の概要，2022 年 9 月確認より一部改変

【ケース2】退職し、求職活動をする場合

雇用保険の**基本手当**（図1の②）の対象となります。

条件	・ハローワークで手続きを行い、求職の申し込みを行う ・離職の日以前2年間に、雇用保険の被保険者期間が通算して12カ月以上あること ＊特定受給資格者（倒産・解雇などの理由による離職）または特定理由離職者（有期雇用者で契約の更新がなかったなど）については、離職の日以前1年間に、被保険者期間が通算して6カ月以上ある場合でも可
給付内容	原則として離職した日の直前の6カ月に毎月決まって支払われた賃金の合計を180で割って算出した金額のおよそ45〜80％が支給される ＊賃金の低い方ほど高い率となっています。 ＊基本手当日額は年齢区分ごとにその上限額が定められています。
備考	＊受給期間の延長制度があります：「定年退職後はしばらく休養した後に求職活動をしたい」「病気治療で求職活動ができない」などの理由がある場合は、離職日の翌日から2カ月以内に受給期間の延長を申請することで、求職申し込みをしない期間を加えることができます。 ＊特別支給の老齢厚生年金との調整があります：65歳前に支給される特別支給の老齢厚生年金と雇用保険の基本手当の両方を受け取ることはできません。特別支給の老齢厚生年金と雇用保険の基本手当のいずれか高いほうを選択することは可能です。詳しくは、お住まいの地域を管轄するハローワークにお問い合わせください。

（例）60歳の定年退職後、ハローワークですぐに求職活動を行い、基本手当を受け取りながら、自分がやりたいことや自分のライフスタイルに合う再就職先を焦らず落ちついて探す。

【ケース3】退職後に求職活動をし、基本手当を受給後、一定の所定給付日数を残して再就職した場合

雇用保険の**就業促進手当**（図1の③）の対象となります。

条件	・ハローワークで手続きを行い、基本手当の手続き後、7日間の待機期間を満了後に、就職または自営業を開始したこと ・就職日の前日までの失業認定を受けた上で、基本手当の支給残日数が所定給付日数（受給資格決定時にもらえる日数）の3分の1以上であること ・退職した会社に再び就職していないこと ・1年を超えて勤務することが確実であること ・自営業を開始した場合を除き、雇用保険の被保険者となっていること ・離職の日以前2年間に、雇用保険の被保険者期間が通算して12カ月以上あること ・過去3年以内に再就職手当、または常用就職支度手当の支給を受けたことがないこと ＊特定受給資格者（倒産・解雇などの理由による離職）または特定理由離職者（有期雇用者で契約の更新がなかったなど）については、離職の日以前1年間に、被保険者期間が通算して6カ月以上ある場合でも可など
給付内容	原則として離職した日の直前の6カ月に毎月決まって支払われた賃金の合計を180で割って算出した金額のおよそ45〜80％が支給される ＊基本手当日額は、年齢区分ごとにその上限額が定められています。

（例）退職後、ハローワークですぐに求職活動を行い、基本手当の給付期間を3分の1以上残した状態で就職が決定。

❷ 65歳以上の場合

2016年までは65歳を過ぎてから雇用された人は雇用保険に入ることができませんでしたが、2017年の法改正で、「高年齢被保険者」として雇用保険に加入することができるようになりました。また、基本手当（p.22の図1の②）の代わりとなる**高年齢求職者給付金**（図1の④）という制度ができました。

さらに、法改正により2022年1月1日から**雇用保険マルチジョブホルダー制度**が始まりました。雇用保険マルチジョブホルダー制度は、複数の事業所で勤務する65歳以上の労働者が、そのうち2つの事業所での勤務を合計して以下の要件を満たす場合に、本人からハローワークに申出を行うことで、申出を行った日から特例的に雇用保険の被保険者（マルチ高年齢被保険者）となることができる制度です。

【ケース4】複数の勤務先の労働時間を合算すると週20時間以上になる場合

雇用保険の**雇用保険マルチジョブホルダー制度**を活用し、雇用保険に加入します。

適用要件	・複数の事業所に雇用される65歳以上の労働者であること ・2つの事業所（1つの事業所における1週間の所定労働時間が5時間以上20時間未満）の労働時間を合計して1週間の所定労働時間が20時間以上であること ・2つの事業所のそれぞれの雇用見込みが31日以上であること ・本人の住所を管轄するハローワークで申出手続きを行うこと

（例）デイサービスに週14時間、訪問看護ステーションに週6時間勤務する旨の雇用契約をそれぞれの会社と締結。両方の会社から資格取得に関する必要書類をもらい、本人がハローワークに申出をし、手続きを行う。

65歳以上の場合、体の負担を考え、労働時間の短いパートの仕事をしたいという看護職の方がいますし、有期の雇用契約や定年などで失業する機会も少なくありません。働き方の選択肢を増やし、雇用保険に加入しやすくすることで、失業した後も生活保障の基本手当を受給できるように支援する国の改革の一つです。

【ケース5】65歳以上の方が退職し、求職活動をする場合

雇用保険の基本手当（図1の②）ではなく、**高年齢求職者給付金**（図1の④）の対象となります。

条件	・ハローワークで手続きを行い、求職の申し込みを行う ・離職の日以前1年間に、被保険者期間が通算して6カ月以上あること
給付内容	・被保険者であった期間が 　1年未満の場合は、基本手当日額が30日分支給 　1年以上ある場合は、基本手当日額が50日分支給
備考	※基本手当と異なり、受給期間の延長制度がありません:「定年退職後はしばらく休養した後に求職活動をしたい」「病気治療で求職活動ができない」などの理由がある場合は、離職日の翌日から2カ月以内に受給期間の延長を申請することで、求職申し込みしない期間を加えることができます。 ※基本手当と異なり、特別支給の老齢厚生年金との調整がありません:老齢厚生年金と雇用保険の高年齢求職者給付金の両方を受け取ることができます。

　(例) 65歳の定年退職後、ハローワークですぐに求職活動を行い、高年齢求職者給付金を受け取りながら、自分がやりたいことや自分のライフスタイルに合う再就職先を探す。

＊

　これまで、キャリア後期に活用できる雇用保険の制度について紹介してきましたが、雇用保険に加入しているのであれば、紹介してきた制度以外にも、雇用保険の給付の概要(p.22の図1)に記載している「育児休業給付金」「介護休業給付」「教育訓練給付金」などの制度も活用できます。

　このような給付金を活用するためには、一定の条件を満たすことが必要なので、もし関心がある制度があれば、雇用保険を管轄する公的機関であるお住まいの地域にあるハローワークの窓口でお尋ねください。

　私は手続き等のため時々ハローワークを訪れるのですが、さまざまな働き口に関する情報があったり、労働や働きやすさに関連したリーフレットなども置かれていたりして、面白いものです。雇用保険の制度の活用法なども教えてもらえるので、一度気軽に足を運んでみてはいかがでしょうか。

　もし、ご自身の雇用保険番号を確認できる書類を紛失してしまった場合は、現在の勤務先にお問い合わせいただくほか、ハローワークで「雇用保険被保険者証」を再発行することができます(ハローワークの窓口なら、即日無料で再発行が可能)。再発行手続きには下記の持ち物が必要になるので、ハローワーク訪問前に揃えておきましょう。

・前に働いていた会社の正式名、住所と電話番号のメモ
・本人確認書類 (運転免許証、マイナンバーカード、パスポートなど)

2│公的年金制度

　ここからは、公的年金制度の基礎について簡単に説明します。
　日本の公的年金は、日本に住んでいる20歳以上60歳未満のすべての

上乗せ	3階	iDeCo／国民年金基金	iDeCo(個人型確定拠出年金)					
			確定拠出年金(企業型)	確定給付企業年金	厚生年金基金	退職等年金給付	
公的年金	2階		厚生年金			(公務員など)	
	1階	国民年金(基礎年金)					
加入者		第1号被保険者	第2号被保険者			第3号被保険者	
		自営業者など	会社員		公務員など	第2号被保険者の被扶養配偶者	

図2　公的年金制度

人が加入する「国民年金（基礎年金）」と、会社などに勤務している人が加入する「厚生年金」の2階建てになっています。この2階建ての公的年金に加え、オプションの上乗せ3階部分として、企業が任意で設立した基金や国民年金の第1号被保険者が任意で加入できる国民年金基金などがあります（図2）。

❶公的年金の給付

公的年金の給付は、シニア世代の経済保障となる老齢給付以外にも、障害給付や遺族給付があります。被保険者が障害を負ったり、死亡したりすることにより、所得の損失や減退に対して給付を行う仕組みになっており、シニア世代に限らず受給することができます。ただし、請求主義といって、条件を満たしても請求しなければ給付されることはないため、読者の皆さんは、公的年金は老齢年金だけではない給付があり、請求手続きを行わなければ受給できない、ということを覚えておいてくださいね（表2）。

❷保険料の納付

保険料について、第1号被保険者は、本人または保険料連帯納付義務者である世帯主・配偶者いずれかが納めます。また、第2号被保険者は、勤務先が納めます。勤務先は保険料の半額を負担しており（労使折半）、実際の納付額は、給与明細などに記載されている保険料の倍額を納付しています。第3号被保険者は保険料を納付する必要はありません。

❸老齢年金の支給開始年齢

老齢基礎年金は、原則、65歳から受け取ることができます。60歳から65歳までの間に受給開始時期を繰り上げて減額された年金を受け取り始める「繰上げ受給」や、66歳から75歳までの間に受給開始時期を繰り下げて増額された年金を受け取り始める「繰下げ受給」の制度があります。

老齢厚生年金は、厚生年金保険に加入していた方が受け取ることができる年金です。原則、65歳から受け取ることができます。老齢厚生年金にも、老齢基礎年金と同様に「繰上げ受給」や「繰下げ受給」の制度があります。

表2　公的年金の給付の種類

	基礎年金	厚生年金
老齢年金	老齢基礎年金 保険料を納めた期間などに応じた額	老齢厚生年金 保険料を納付した期間や賃金[*1]に応じた額
障害年金	障害基礎年金 障害等級（1級、2級）[*2]に応じた額 （子がいる場合には加算あり）	障害厚生年金 賃金[*1]や加入期間、障害等級（1級、2級、3級）[*2]に応じた額
遺族年金	遺族基礎年金 老齢基礎年金の満額に、子の数に応じて加算した額	遺族厚生年金 亡くなった方の老齢厚生年金の3/4の額

＊1：賃金とは、正確には「平均標準報酬額」といい、厚生年金への加入期間の給与と賞与の平均額のことをいいます。
＊2：障害等級は基礎年金と厚生年金で共通。障害厚生年金（2級以上）受給者は、同時に障害基礎年金を受給できます。

❹年金加入記録の確認や老齢年金の年金見込額

　今後受け取ることができるご自分の年金額の見込額がわかれば、これからの働き方や生活設計を考えやすくなりますよね。ご自身のこれまでの年金記録や年金見込額を確認する方法としては、下記の方法があります。

　　a. はがき・封書で届く「ねんきん定期便」
　　b. インターネットで確認できる「ねんきんネット」
　　c. 窓口で対面相談できる「年金事務所の窓口」「街角の年金相談センター」

　それぞれについて説明していきましょう。

a. はがき・封書で届く「ねんきん定期便」

　公的年金の加入者には、毎年誕生月に、ご自身の年金記録が記載された「ねんきん定期便」が送られてきます。「ねんきん定期便」には年金に関する大切な情報が記載してあるので、届いたら必ず開封して内容を確認しましょう。

　もし、「ねんきん定期便」が届かない場合や、記載された内容について質問したい場合は、「ねんきん定期便・ねんきんネット専用番号」または、年金事務所にお問い合わせください。

　「ねんきん定期便」は年齢によって形式や記載される内容が異なります（表3）。

　「ねんきん定期便」のここを確認しましょう（図3）。

　・ A → 「1. これまでの保険料納付額（累計額）」：これまで納付した保険料（個人負担分）の合計金額が記載されています。
　・ B → 「2. これまでの年金加入期間」：国民年金、厚生年金保険、船員保険のそれぞれの加入期間と、合計などを元にした受給資格期間が記載されています。

　老齢基礎年金を受給するには、受給資格期間が 10 年（120 カ月）以上あ

表3　「ねんきん定期便」の送付形式、内容

区分		送付形式	内容		備考
毎年 （節目の年以外）	50歳未満	はがき	直近1年間の情報	これまでの加入実績に応じた年金額	被保険者の誕生月に郵送
	50歳以上			年金見込額	
節目の年	35歳、45歳	封書	全期間の年金記録情報	これまでの加入実績に応じた年金額	
	59歳			年金見込額	

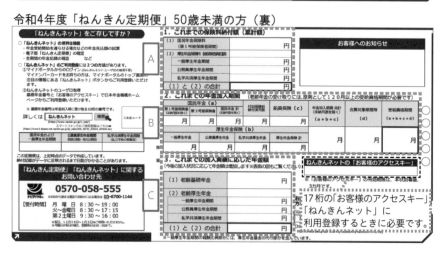

図3　50歳未満の場合の記載例

　　ることが必要となります。

　　・Ｃ→「3. これまでの加入実績に応じた年金額」：これまで納付した保険料の実績に応じて算出された、将来もらえる年金の見込額（年額）が記載されています。

　　今後働き続けることで実際の年金額は増加していきますので、参考程度にご確認ください。

令和4年度「ねんきん定期便」50歳以上の方（表）

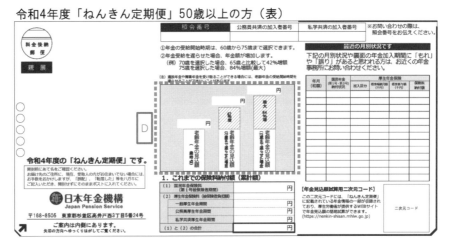

令和4年度「ねんきん定期便」50歳以上の方（裏）

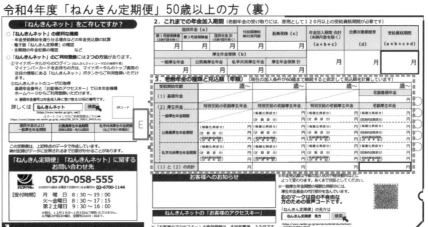

図4 50歳以上の場合の記載例

　「ねんきん定期便」は、50歳未満の方向けと50歳以上の方向けとでは、フォーマットが異なっています（図4）。

- ・ D：「老齢年金の見込額」：左側には60歳まで現在の加入状況が継続した場合に65歳から受け取れる「老齢年金の見込額」が記載されています。中央には、受給を70歳まで5年間繰り下げた場合に受け取れる金額（42%増）が記載されています。右側には、受給を75歳まで10年間繰り下げた場合に受け取れる金額（最大84%増）が記載されています。
- ・ E：「3．老齢年金の種類と見込額（年額）」：現在の加入状況が60歳まで継続した場合に、65歳から受給できる年金見込額（年額）が記載されています。

b. インターネットで確認できる「ねんきんネット」

　パソコンやスマートフォンで、24時間いつでも最新の年金記録を確認

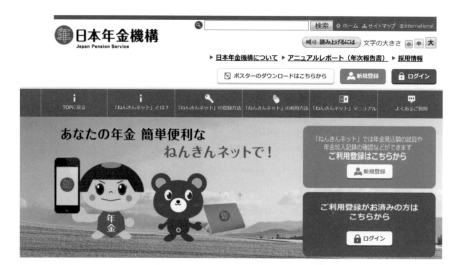

図5　ねんきんネット

[出典] 日本年金機構 Web サイト：ねんきんネット, 2022 年 9 月確認

することができます。「ご自身の年金記録」や「これまで納付した保険料に
応じた年金見込額」だけでなく今後の職業や受給開始年齢、働き方などに
さまざまな条件を設定し、将来受け取ることができる年金見込額をシミュ
レーションして表示させることもできます（図5）。

　「ねんきんネット」をご利用いただく場合は、はじめに日本年金機構の
Web サイト「ねんきんネット」のページを表示し、「ご利用登録」していた
だく必要があります。その際に、基礎年金番号や「ねんきん定期便」に記
載されているアクセスキーが必要となります。

　基礎年金番号がわからない場合は、下記の方法で確認できます。

・以下の各種書類に記載されています：基礎年金番号通知書、青色の年
　金手帳、国民年金保険料の口座振替額通知書、国民年金保険料の納付
　書や領収書、年金証書、年金額改定通知書、年金振込通知書等
・お近くの年金事務所の窓口で相談
・お勤め先の総務関係の部署に確認
・「ねんきん定期便・ねんきんネット専用番号」（0570-058-555 もしくは
　03-6700-1144）に電話で、書類（基礎年金番号が記載された書類）の郵送
　を依頼（依頼の際には「ねんきん定期便」を手元に用意）

　また、政府が運営するマイナンバー制度では、オンラインサービス「マ
イナポータル」からも「ねんきんネット」にアクセスできるようになりま
した。これにより、マイナポータルにログインすると、「ねんきんネット」
のユーザIDをお持ちでない方でも、マイナポータルから「ねんきんネット」
を利用できます。

c. 窓口で対面相談できる「年金事務所の窓口」「街角の年金相談センター」

　年金事務所や「街角の年金相談センター」でも、老齢年金や障害年金、遺族年金、未支給年金などの年金に関連した相談ができます。予約をしなくても相談ができますが、予約をしてから来訪すると対応がスムーズです。インターネットでも、電話でも予約ができます。基礎年金番号がわかるものをご準備ください（「予約受付専用電話」0570-05-4890 または 03-6631-7521）。

　老齢年金を受給する年代の方たちは、「繰上げ、繰下げの受給をした場合、どれぐらいに受給金額が変わるのか」「どのような受給方法があるのか」など、相談窓口の方に相談しながら考えていくことができます。

　ここまで公的年金制度の基礎について簡単に説明してきました。大切なことは、ご自身の年金加入状況や納付金額、そして受給できる年金見込額を把握し、今後の働き方やお金の使い方、生活の仕方などを検討するための情報として活用することです。

❺ 2022年4月から変わった年金制度

　「年金制度の機能強化のための国民年金法等の一部を改正する法律」が2020年5月に成立し、2022年4月に施行されました。健康寿命が延び、シニア世代や女性の就業をはじめ、多くの人がこれまでよりも長い期間にわたり多様な形で働くことを見込んでの改正であり、以下にそのポイントを示します。

　　a. 被用者保険の適用範囲の拡大
　　b. 在職老齢年金制度の見直し（在職老齢年金の支給停止とならない範囲の拡大）
　　c. 65歳以降も厚生年金に加入して働くと70歳まで毎年年金が増額

など

　それぞれについて説明していきましょう。

a. 被用者保険の適用範囲の拡大

　被用者保険（厚生年金保険、健康保険）に加入できるパート・アルバイトの範囲が、段階的に拡大されます。パート・アルバイトが被用者保険に加入するためには、以下の「短時間労働者の要件」「事業者規模の要件」を満たしていなければなりませんでしたが、その適用範囲が変更されます（表4）。

【短時間労働者の要件】
・1週間の所定労働時間および1カ月の所定労働日数が、同じ事業所で同じ業務を行っている正社員など一般社員の4分の3以上であること
・上記の要件を満たしていなくても、次の要件すべてに該当すること
　①週の所定労働時間が20時間以上
　②月額賃金が8.8万円以上

表4 改正前・改正後の適用範囲

対象	要件	2016年10月～	2022年10月～	2024年10月～
事業所	事業所の規模	常時500人超	常時100人超	常時50人超
短時間労働者	労働時間	週の所定労働時間が20時間以上	──────────	─────────▶
	賃金	月額8.8万円以上	──────────	─────────▶
	勤務期間	継続して1年以上使用される見込み	継続して2カ月を超えて使用される見込み	─────────▶
	適用除外	学生	──────────	─────────▶

表5 60～64歳の年金支給停止基準額の改正

基本月額　特別支給の老齢厚生年金の月額（加給年金を除く）
＋
総報酬月額相当額　月収＋「直近1年間のボーナスの12分の1」

→（改正前）28万円超だと支給停止
→（改正後）47万円超だと支給停止

③学生ではない

④勤務期間1年以上またはその見込みがある（**表4**のように改正）

【事業者規模の要件】

・従業員501人以上の企業に勤務している（**表4**のように改正）

b. 在職老齢年金制度の見直し（在職老齢年金の支給停止とならない範囲の拡大）

　次に、60歳以降も働き続けながら年金をもらう人に有利になった制度について紹介します。在職老齢年金制度とは、年金をもらいながら働いている人の収入が「定められた基準額」を超えると、年金の一部あるいは全額が支給停止になる仕組みのことです。60～64歳で特別支給の老齢厚生年金をもらう人は、限定的ですが（男性：生年月日が1961年4月1日以前の人、女性：生年月日が1966年4月1日以前の人）、対象者の方には、ぜひ知っておいていただきたい改正内容です（**表5**）。

　つまり基本月額と月収等の合計額が月47万円までなら年金は全額支給されることになり、これまで受給できる年金の減額等を気にして、働き方を調整していた方の働き方の幅が広くなります。

c. 65歳以降も厚生年金に加入して働くと70歳まで毎年年金が増額

　年金受給が本格的に始まる65歳以降も働き、厚生年金に加入し続ける人を対象とした改正です。厚生年金は70歳になるまでの間、加入し続けることが可能ですが、65歳以降も厚生年金に加入して働くと、毎年受給年金額が増額します。

　なお、b、cの改正の対象になる場合には、自動的にそれが年金額に反映されますので、被保険者が手続きを行う必要はありません。

＊

　ここまで、組織の制度や国の制度について、さまざまに紹介してきまし

た。興味を引かれる制度・あなたの「資産」をもっと活かしていくための制度などありましたでしょうか?

　看護職の職能団体である公益社団法人日本看護協会では、看護職が生涯を通じて健康で安全に働き続けることを目指し「プラチナナース活躍促進サポートBOOK」を公開して、情報を提供しています。このサポートBOOKには「プラチナナースのための『働き方の希望』チェックリスト」なども掲載されていますので、ご自身の希望を明確にするための資料として活用できそうです。また、相談窓口や支援についての情報も掲載されており、参考になります。

　あなたがあなたらしく働いたり、生活したりすることができる、そのための支援は数多くあります。ぜひアンテナを張ったり、相談窓口を活用したりして、ご自身の「資産」や働き方、生活の仕方の見直しに取り組んでみてくださいね。

参考文献
・厚生労働省 Web サイト:雇用保険マルチジョブホルダー制度の申請パンフレット.
〈https://www.mhlw.go.jp/content/11600000/000838543.pdf〉(2022.9.28 閲覧)
・日本年金機構 Web サイト:知っておきたい年金のはなし.
〈https://www.nenkin.go.jp/service/pamphlet/seido-shikumi.files/0000000011_0000028374.pdf〉(2022.9.28 閲覧)
・日本年金機構 Web サイト:老齢年金ガイド(令和 4 年度版).
〈https://www.nenkin.go.jp/service/pamphlet/kyufu.files/LK03.pdf〉(2022.9.28 閲覧)
・日本看護協会 Web サイト:プラチナナース活躍促進サポート BOOK.
〈https://www.nurse.or.jp/nursing/shuroanzen/platinum/pdf/sp_book.pdf〉(2022.9.28 閲覧)
・井戸美枝:私がお金で困らないためには今から何をすればいいですか,日本実業出版社,2021.
・小林正典監修:60 歳からの得する!年金大改正 働きながら「届け出」だけでお金がもらえる本,ART
　NEXT,2021.

Column ｜ 「あなた自身の資産」の形成を!

　キャリア後期は、これまでの延長として過ごせるかもしれませんが、さまざまなケース(介護やご自身の体調の変化、定年などのライフイベント)に直面することもあります。ぜひ、ご自身の健康状態やライフスタイル、経済状態などに合った働き方をよく考えて、勤め先と交渉していけるように、普段から「あなた自身の資産」形成を行ってください。

　あなた自身の資産とは、お金だけではありません。「看護に関する知識や経験・技術・経歴」「健康」「人から信頼される力」「人に頼られる力」「人に頼る力」「人脈」「リーダーシップ」「優れたフォロワーシップ」「職場の雰囲気を円満にしてチームワークを作り上げる力」……さまざまな資産がありますね。そのような「資産」があると、相手からは「働き続けてほしい」「ここで働いてほしい」と求められる人材になります。それは、あなたが望む労働条件や働き方を叶えるような交渉力にもなります。

　あなた自身にはどのような「資産」がありますか?

60歳以降のライフプランに基づいた
「生活資金」を考える

中林友美 ● フローレンス FP オフィス 代表 / ファイナンシャル・プランナー / 看護師

1. はじめに

　2020 年、私たちは今までに経験したことのない未知の感染症に遭遇しました。そして感染の急拡大に伴って、医療現場では急激に変化する状況への対応が求められました。

　このように、1 年後の未来でさえも予測不能な不確実な時代を生きる私たちにとって、数十年先の「老後」を考えることは雲をつかむような話に思えてしまうのも無理はありません。ましてや「老後の生活資金」と言われても、具体的にイメージすることは簡単ではありません。それでも、生きていれば毎日、毎年、確実に年齢を重ねていくので、その先には老後があるという現実を直視しなければならないことも事実です。

1 │ 長くなった「老後」

　「老後」というときに私たちが漠然とイメージする「定年まで勤め上げて、その後は悠々自適」というライフスタイルは、平成から令和へと時代が移り変わる中で大きく変化してきました。1 章でも言及された、急激な超高齢社会への移行に起因します。

　厚生労働省のデータによると、約 30 年前の 1989（平成元）年の 65 歳時点の平均余命は女性 19.95 歳、男性 16.22 歳です。95 歳まで生きている女性の割合は 6.4%（16 人に 1 人）、男性は 2.2%（45 人に 1 人）となっていました〈1985（昭和 60）年のデータ〉。

　2019（令和元）年のデータ[1] では、65 歳時点の平均余命は女性 24.63 歳（1989 年よりプラス 4.68 歳）、男性 19.83 歳（同じくプラス 3.61 歳）となっており、95 歳まで生きている女性の割合は 26.7%（4 人に 1 人）、男性は 10.1%（10 人に 1 人）となっています。

　このデータを見るだけでも、95 歳まで生きることはこの 30 年の間に珍

---

[1]：厚生労働省 Web サイト：令和元年簡易生命表の概況.
〈https://www.mhlw.go.jp/toukei/saikin/hw/life/life19/dl/life19-15.pdf〉（2022.9.28閲覧）

しいことではなくなった、言い換えると、それだけ老後が長くなったということが理解できます。

2 | 「60歳からのその後の40年間」を想定する時代に

このように好むと好まざるとにかかわらず、私たちは確実に人生100年時代を想定して生きていかなければなりません。60歳で定年を迎えても、その後の人生が40年続くという想定です。その期間は、20歳から60歳までの40年とちょうど同じ期間です。

そう考えると、60歳はまだまだ若く、隠居している場合ではありません。今まで培ったさまざまな経験や知識を活かしていろいろなことに挑戦できる、とポジティブに考えることもできます。

では、いよいよその老後をポジティブに生きるために必要なお金について、考えていきましょう。

2. 老後の生活資金の考え方

老後の生活資金と聞いて真っ先に思い浮かぶのが、公的年金です。看護職として一所懸命働いて約40年間しっかりと納めてきた方もいらっしゃれば、出産や子育て・自己研鑽のための進学や留学などでブランクがある方、フリーランスの看護職として自分らしい働き方を模索してきた方、訪問看護ステーションを立ち上げて経営者として活躍している方など、同じ看護職でもさまざまな働き方があり、公的年金の受け取り額などもそれぞれです。こちらの詳細については、前節で解説されています。

1 | 家計調査のデータからイメージする老後の生活費

ここでは、おおよその老後の生活費をイメージするために、総務省が毎月調査集計して公表している家計調査の年報データ〈2021（令和3）年〉を見てみましょう。

高齢者無職世帯（「夫婦世帯：夫65歳以上、妻60歳以上の夫婦1組のみ」と「単身世帯：平均73.8歳」）の月平均生活費（支出内訳）と平均実収入を、表にまとめました（**表1**）。

この平均生活費は、生活費（生活している中で必ず出ていくお金）と特別費（数年あるいは不定期に発生し、しかも支出額が大きいお金）が含まれた金額です。例えば、住居費は夫婦世帯では1万4224円、単身世帯では1万3866円です。調査対象者に持ち家がある人の割合が多いこと、住宅ローン返済費はここでいう住居費には含まれていないことに注意してください。家賃であればこの金額では全く足りませんし、持ち家であったとしても外壁の塗

表1　高齢者無職世帯の月平均支出内訳と平均実収入　　　　　　　　　　（単位：円）

支出項目	夫婦（夫65歳以上、妻60歳以上）	単身（平均73.8歳）
食料費	66,131	36,004
住居費	14,224	13,866
光熱・水道費	19,810	12,695
家具・家事用品	10,453	5,509
被覆・履物	4,789	3,206
保健医療費	16,158	8,027
交通・通信費	28,475	12,896
教育	4	0
教養娯楽費	20,155	12,165
その他の消費支出（交際費含む）	47,149（うち交際費19,780）	28,083（うち交際費14,130）
上記合計（消費支出）	227,348	132,451
非消費支出（税金・社会保険料など）	31,957	11,695
合計（月額）	259,305	144,146
合計（年額）	3,111,660	1,729,752
実収入（月額）	257,763	128,185
実収入（年額）	3,093,156	1,538,220
差額（月額）	− 1,542	− 15,961
差額（年額）	− 18,504	− 191,532

（総務省統計局：家計調査年報（家計収支編）2021年（令和3年），家計の概要を基に筆者作成）

装などのメンテナンス費用、住宅リフォームやマンションの修繕費などの出費は予想されます。老後の支出を見積もる際には、生活費と後述する特別費の両方を設定しましょう。

2 ｜ ゆとりある生活に必要な上乗せ額とは

　上記で見たのは、日常生活の支出です。実収入内で生活できているとしても、現在、積極的に楽しんでいる旅行やレジャー、趣味などの出費はほとんど反映されていません。公益財団法人生命保険文化センターが行った令和元年度「生活保障に関する調査」*2 によると、「夫婦2人がゆとりのある老後生活を送るには最低限の生活費のほかにあといくらぐらい必要だと考えるか」という質問に対する回答は、平均値で「14万円」という結果があります。

　ちなみに、老後のゆとりのための上乗せ額の使途は、「旅行やレジャー（60.7％）」「趣味や教養（51.1％）」「日常生活費の充実（49.6％）」「身内とのつきあい（48.8％）」「耐久消費財の買い替え（30.0％）」「子どもや孫への資金

＊2：公益財団法人生命保険文化センター Web サイト：令和元年度「生活保障に関する調査」（令和元年12月発行）．〈https://www.jili.or.jp/files/research/chousa/pdf/r1/2019honshi_all.pdf〉（2022.9.28閲覧）

援助（22.4%）」「隣人や友人とのつきあい（15.5%）」となっています。

さらに、同じ調査の老後生活に対する意識調査の項目で「老後の生活水準」について尋ねたところ、1993（平成5）年には、「それまでの生活よりもつつましい生活になると思う」という回答が46.6%でしたが、2019（令和元）年には70.0%に増加しています。「それまでの生活と同じ程度の生活になると思う」という回答は、36.1%から20.7%に減っています。

以上の結果から、老後の生活水準は現役時代に比べてつつましい生活を心がけるが、たまにはゆとりを持って旅行やレジャー、趣味などをできる範囲で楽しみたいという希望がうかがえます。

一方で、金融広報中央委員会が毎年行っている「家計の金融行動に関する世論調査」2021（令和3）年のデータによると、世帯主が50代で金融資産を保有していないと答えた人の割合は、26.3%の割合で、4人に1人という結果となっています。

看護職の方の場合、金融に関する情報に触れる機会が少ないために、貯蓄や保険以外の金融資産を保有していない人が多い印象です。何事も始めるに遅いことはありません。今から将来に備えていきましょう。

3│60歳時点のライフプランと必要な資金は人それぞれ

皆さんは、仕事をリタイアする年齢は何歳だと考えていますか？　60歳でしょうか？　65歳でしょうか？　勤めている病院・施設などの定年制度に基づいて考えている方がほとんどかもしれません。

仮に定年退職年齢が60歳の病院・施設で働いているとして、その60歳の時点でのライフプランはどうなっているでしょうか。例えば、男女問わず20代前半に結婚・子育てを始めた人（Aさん）と、30代後半〜40代前半で結婚・子育てを始めた人（Bさん）では、60歳時点での子どもの年齢はどうなっているでしょう。

Aさんの子どもはすでに30代後半くらいになっており、さらに孫がいたら中学〜高校生くらいでしょうか。子どもはこれから孫の教育資金がかかってくる時期です。Aさんはその前に、子どもの結婚資金なども援助してきたかもしれません。

一方、Bさんの子どもはまだ大学生〜社会人1、2年目くらいです。まだ教育資金が必要かもしれませんし、住宅ローンを返済している最中かもしれません。これから結婚資金などを援助することも考えられます。

このように、同じ60歳と言ってもそれぞれの家庭の状況（未婚・既婚・子どもの人数・年齢など）によって、そのときの、そしてそれからの必要な資金がまるで違ってくるのです。

4 │ 60歳時点で自分の希望どおりの生活を送るには

　豊富な経験と知識を持った60歳以降の看護職はプラチナナースと呼ばれ、今後のさらなる少子高齢化を見据えた医療介護施設で貴重な即戦力として採用されることが増えており、70歳まで働きたいという方もいます。一方で、今まで忙しく過ごしてきたのでゆっくりと趣味を極めたい、今までの経験を活かして起業したいという方もいます。

　60歳時点で、収入に関係なくやりたい仕事にチャレンジするのか、週3日は非常勤で働いて残りは趣味やボランティア活動に費やすのか、孫の世話をして働く子世代を応援するのか、それとも家計を支えるために働かざるを得ないのか……。自分の希望どおりの道を選択できる方は、どのような方でしょうか。やはり一番の決め手は、老後資金に余裕があるかどうかではないでしょうか。

　前述したとおり、定年後の悠々自適というのはもはや幻想でしかありません。60歳〜100歳までの40年間は、老後資金の余裕のあるなしにかかわらず、今まで培ってきた経験を活かして社会貢献をしながら、多少なりとも収入を得られるような仕事に従事する。そのように、できる限り働き続けることが当たり前になってきている、と考えて行動しましょう。

　老後資金に余裕がある人こそ、しっかり働いていますし、社会からも働いてほしいと要請があるのではないでしょうか。少しでも働いて収入を得ることが、それまで準備してきた大事な老後資金を減らさずに、むしろ上乗せすることにつながります。さらに社会貢献することでいつまでも若々しくいられ、高齢になってくると一番心配な認知機能の低下を防ぐことにつながります。

3. 「ゴール」から考えるライフプラン

1 │ なりたい「80歳の姿」を思い描く

　一般的には、50代になると生活が落ち着いてきて想定外の事態（勤務先の倒産や離婚など）が起こりにくくなるためにライフプランが立てやすくなる、と言われています。

　通常のライフプランは、今を起点にして将来がどうなるのかをイメージしながら考えます。「今の収入が将来どうなるか」から考えるので、「老後は収入が減るから節約をしなければいけないから旅行も行けないし、贅沢はできない」……などと悲観的になり、「あれもできない」「これも無理」と将来に対しての希望が持てなくなってしまいます。

　そのため、ここでは今を起点にするのではなく、「ゴール」から考える方法を提案します。例えば、次の質問にどのように答えますか。

「あなたは、80歳のときにどのような生活をしていたいですか？」

　私がかかわった方々からの印象では、70代のうちはとても元気で、自宅で過ごしている方がほとんどです。車の運転や外出が自由にでき、友達との趣味のサークルなどを楽しんでいる方も多いようです。それが、80代になるとデイサービスなどの介護保険を利用する方が増えて、施設に入るという方も増えてくる印象です。実際には、90代になってもお元気な方はいらっしゃるので一概には言えませんが、ここではいったん、あなたがこうなりたいと思う80歳の姿を思い描いてみましょう。

こうなりたいと思う80歳の姿
・ ・ ・ ・ ・ ・

　このような問いかけをすると、皆さんが異口同音におっしゃるのは「子どもや親族に迷惑をかけたくない」という言葉です。どの程度が迷惑なのかは人それぞれだと思いますが、一番に挙げられるのは「お金」のことです。金銭面での援助や仕送りなどは、こちらがする側ならまだしも、される側になるというのはなるべく考えたくないですよね。ですから、80歳の時点で「年金以外の収入がなくても、周囲の人に迷惑をかけずに悠々自適に生活している」という姿がしっくりくるのではないでしょうか。また、お子さんがいる場合、その方は何歳になっているでしょうか。孫だけでなく、ひ孫もいるかもしれません。

　一例ですが、以下のような姿が浮かぶかもしれません。

・孫やひ孫が遊びに来たときに、お年玉やお小遣いなどを少額でも躊躇なくあげられる

・欲しいものがあったら、ちょっと贅沢かなと思っても金額次第で買うことができる

・お祝いごとがあれば相場に応じたご祝儀が準備でき、誰の助けも借りずに笑顔で出席できる

・地域や趣味を通じた仲間と楽しい日々を過ごし、時々温泉旅行を楽しむ

・「やりたいこと」「やりたくないこと」に対する自分の基準をしっかり持ち、人の意見に流されない

・スマートフォンなどの電子機器を使いこなし、楽しんでいる

・日常生活動作や認知機能に不安が生じたら、介護付き有料老人ホーム

に入居する準備がある

　ご自身の姿が、いくつか思い浮かんだでしょうか。この中で一番出費が見込まれるのは介護付き有料老人ホーム入居です。この場合、入居一時金が必要なケースが多く、数百万円〜1000万円くらい準備できていれば安心です。月額利用料は15万〜30万円くらいが相場ですから、その利用料は年金で支払えるのか、赤字になるならどこから補填するのかなどを考えましょう。施設に入居すると言っても、特別養護老人ホームやサービス付き高齢者向け住宅、グループホームなどは、介護付き有料老人ホームよりは安く済むケースがほとんどですから、この時点では介護付き有料老人ホームに入居すると想定しておきましょう。

　看護職として、退職金がしっかりある職場で約40年勤め上げて、公的年金もしっかり受け取れるという方の場合は、施設の月額利用料は年金で支払えると考えてよいでしょう。その中には家賃や光熱費・食事代なども含まれていますから、80歳の時点で介護付き有料老人ホームの入居一時金＋α（終活費用や医療費などの出費に備えて数百万円）があればひとまず安心ということになります。

　最終的には、60歳〜80歳までの間の収入と支出を計算します。65歳以降は収入が公的年金だけになると想定して、生活費から収入部分を引いた赤字部分と特別費を合わせた金額を計算します。その金額を現時点から60歳（場合によっては65歳）までの間に用意しておけばよい、ということになります。

2｜自分自身の収入・支出を把握して計画を立てる

　2019年に金融庁が公表した「金融審議会 市場ワーキンググループ報告書」を発端とした「老後2000万円問題」では、2000万円という数字だけが独り歩きしてしまいましたが、この報告書は決して不安をあおるためのものではないということをお伝えします。

　報告書は、個々人の「金融リテラシーの向上」と「アドバイザーの充実」などの必要性を訴えるものです。先の2000万円は試算に過ぎず、高齢夫婦2人世帯（①夫65歳以上、妻60歳以上でともに無職、②30年後まで夫婦ともに健在、③毎月の家計収支は平均約5.5万円の赤字という前提）の老後30年間で積み上がるおおよその不足額です。このようなおおざっぱな平均値に振り回されるのではなく、自分自身の収入・支出をしっかり把握して計画を立てる必要があります。

❶収入を把握する
【実績の確認】

　ご自身の「ねんきん定期便」（p.28〜29参照）を見ながら、これまでの加

入実績に応じた年金額を確認しましょう。

老齢基礎年金：　　　　　万円①

老齢厚生年金：　　　　　万円②

【今後の試算】

　これからつくっていく分の年金額を試算しましょう。

　老齢基礎年金の概算を求める計算式は、今から60歳までの年数×2万円となります。

年数（　　年）×2万円：　　　　万円③

　老齢厚生年金の概算を求める計算式は、今後の平均年収×0.55％×60歳までの年数となります。

平均年収（　　万円）×0.55％×年数（　　年）：　　　　万円④

　このように、年金の見込み額は、「老齢基礎年金①＋③、老齢厚生年金②＋④」から計算できます。公的年金以外にも、私的年金と退職金を把握しておきましょう。

❷支出を把握する

　まずは生活費を見積もります。現在の生活費を洗い出し、老後の生活費の想定を考えましょう。老後の生活費は現役世代の7〜8割といわれていますが、ご自身の生活費と想定の生活費を比較してみましょう。

【固定費】

　毎月・毎年など決まったタイミングで支払い、毎回の金額もあまり変わらないもの

費目	現在の世帯年間生活費	老後の世帯年間想定生活費
住居費（家賃・ローン・管理費・税金など）	万円	万円
光熱費	万円	万円
通信費	万円	万円
子ども費（教育費など）	万円	万円
習い事の月謝、会費など	万円	万円
車関係（駐車場・車検・税金など）	万円	万円
生命保険料	万円	万円
損害保険料	万円	万円
その他ローン	万円	万円
その他（お小遣いなど）	万円	万円
固定費合計	万円①	万円③

【変動費】

　その時々で発生する支出（家計簿などの記録がない場合はこれから先の数カ月の支出を記録してみましょう）

費目	現在の世帯年間生活費	老後の世帯年間想定生活費
食費	万円	万円
日用品	万円	万円
交通費	万円	万円
被服費	万円	万円
医療費	万円	万円
娯楽・外食費	万円	万円
交際費	万円	万円
車関係（ガソリン代など）	万円	万円
その他	万円	万円
変動費合計	万円②	万円④

　現在の年間生活費合計（①＋②）と老後の年間想定生活費合計（③＋④）を比較してみて、どうだったでしょうか。ここで大切なのは自分の家計の数値で確認することです。自分の傾向（こだわりや年齢を重ねていくことで変化していくものなど）が明らかになれば、今後について具体的に考えることができるようになります。

　もし、あなたが転職を何回か繰り返し、その都度受け取ってきた退職金を「ご褒美」として使ってしまっていたら……そもそも退職金などない職場で働いていたとしたら……配偶者の仕事が自営業であり公的年金が年間約78万円（月約6万5000円）しか見込めないとしたら……それぞれの方には、それぞれの事情があります。80歳のときに「年金以外の収入がなくても、周囲の人々に迷惑をかけずに悠々自適に生活している」ことを目標に、今からできることを着実に実行していきましょう！

3 ｜ 老後の特別費を見積もる

　次に、老後の特別費について考えていきましょう。特別費というのは、毎月の生活費以外に数年ごとや不定期に出ていくお金です。給料など毎月収入が入る現役時代と違い、特別費は老後資金の中から充当しなくてはなりません。「何に」「いつごろ」「どのくらい」のお金が必要かを把握しておくことが重要です。以下の7つの項目に分けて考えてみましょう。

❶ 医療費

　参考値を示します。

例：単身世帯の保健医療費：約 8000 円[*3]×12 カ月×30 年＝288 万円

❷介護費

参考値を示します。

例：介護期間（61.1 カ月）×月々の費用（8.3 万円）＋一時的な費用の合計（74
万円）＝581 万円[*4]

❸居住費

住み替えやリフォーム、メンテナンスの費用を計算しましょう。

❹車や家電の費用

製品の寿命や必要性などを考慮し計算しましょう。

❺趣味・旅行やペット等の費用

趣味・旅行・ペットにかかるお金（エサ代や医療費など）のほかに、自己研鑽や学びのための費用も計算しましょう。

❻子どもの結婚や孫へのお祝いなどの援助費

孫の教育費などにお金がかかる時期と重なり、援助してあげたい気持ちになりがちなので、上限額を決めておきましょう。

❼終活費

葬儀（規模や費用も具体的に考えて）やお墓（墓地か納骨堂か樹木葬かなど事前に調べて）について計算しましょう。

＊

60 歳以降は、収入が限られている一方で多くの出費を想定しておかなければならないことが理解いただけたと思います。変わることを前提にしつつ、なるべく具体的な金額を入れておくことをおすすめします。

4│資産の棚卸し

老後の特別費を見積もることができたら、現状の資産の棚卸しを行います。具体的な数字がわかればこれから本当に準備しなければならない老後資金が明確になります。ぜひ、以下の項目について確認してみてください。

❶金融資産

預貯金残高と投資信託・株式・債券など。変動するものは直近の価格（評価額）を調べましょう。

❷保険

生命保険（貯蓄型のもの）・個人年金保険など、契約者ごとの保障内容と解約返戻金を調べましょう。

[*3]：月平均の保健医療費は p.36 の表 1 参照。

[*4]：公益財団法人生命保険文化センター Web サイト：2021（令和 3）年度　生命保険に関する全国実態調査〈速報版〉より作成.
〈https://www.jili.or.jp/files/research/zenkokujittai/pdf/r3/sokuhoubanR3.pdf〉（2022.9.28閲覧）

❸不動産・車・宝石・貴金属など

　今売った場合の価格（無料査定や同じ地域の同じ間取りの売却価格を参考に）を調べましょう。

❹負債

　住宅ローンや自動車ローンなど、マイナスの財産（借入残高）を調べましょう。

　住宅に関しては、持ち家がある場合、身体が不自由になってもその家に住み続けるならばバリアフリー化に伴うリフォーム費用がかかります。もし、ある程度の年齢になったら施設へ住み替える予定であれば、売却を想定しましょう。リバースモーゲージ（持ち家を担保にして、住み続けながら銀行から融資を受けられる仕組みのローン制度。自治体の社会福祉協議会が扱っている不動産担保型生活資金融資制度もある）などの制度もあるので、具体的に検討し、試算しましょう。

4. 資産を健全化する3つのステップ

　ご自身の現状の資産について確認した結果、何らかの対応が必要だと思われた方には、①今のお金の使い方を見直す、②収入を増やす方法を考える、③資産を増やす方法を考えるという3つのステップをおすすめします。

1 │ 今のお金の使い方を見直す：50代からは生活をダウンサイジング

　看護業界では一般的ではないかもしれませんが、一般企業では「役職定年」という制度があります。組織によって違いがあるのですが、55歳など一定の年齢に達すると、今の役職（部長や課長など）を降りるというものです。役職定年を迎えると役職手当がなくなり、給料が下がることになります。規定によりますが、2割くらい下がることが多いようです。

　また、定年が延長され65歳まで働けるようになると言われて久しいですが、実際には60歳定年制は変わっていないというのが現実です。60歳になったらいったん定年退職となり退職金が支払われて、そのあとは希望すれば65歳まで雇用延長となります。雇用延長期間は給料が半分以下になることも珍しくありません。それでも、自分で就職先を探して新しい仕事にチャレンジするよりも気心が知れた組織で働きたいと思えば、その収入ダウンを受け入れて働くことになります。

　このように、50代は、右肩上がりだった給料が下がってくる時期でもあります。もちろん、ずっと右肩上がりの方もいらっしゃるでしょうし、転職や起業することで現状維持・収入増ができるという方もいらっしゃると思います。しかし、いつかは現役を退くときがやってくるのですから、

収入が十分あるときにこそ、生活をダウンサイジングしてみましょう。

　まずは、生活の中の「これだけは譲れない」ことを確認するつもりで試してみましょう。いつも行っているスーパーではなく別のスーパーに行ってみる、取り寄せや外食の回数を減らしたり、思い切ってやめてみたりしたらどうなのかなど、実験的にやってみるのです。

　浪費癖というのはなかなか直らないと言われています。実際に収入が減ってからダウンサイジングをすると惨めな気持ちになったり、なかなか出費が減らずに赤字が続いてしまったりと、余裕がなくなってしまいます。

　ですから、収入が十分あるときに試しにやってみて、その気分を味わってみましょう。どうしても譲れないものがあった場合には、その支出を維持できるだけの貯蓄や資産があれば問題ないのですから、それを知るよい機会にもなります。

　生活費だけでなく、保険の保障内容も見直しましょう。子どもが独立して夫婦2人の生活になったら、手厚い保障はいらなくなるため、見直す機会です。まして、独身の場合は、誰にどんな保障が必要なのかをよく考える時期となります。収入が減っていく中、高い保険料を払い続ける必要があるのかを、しっかり考える必要があります。

2 | 収入を増やす方法を考える

　看護職の皆さんが今から取り組める「収入の増やし方」の一例について説明します。

❶ 節税できる制度を使う

　iDeCo（後述）や小規模企業共済などの掛け金、医療費、生命保険料、社会保険料などの控除制度をしっかり活用して節税をすることで、手取り収入を増やすことができます。

❷ 管理職をめざす

　今まで管理職に興味がなかったけれど、収入アップにつながるのであれば引き受けることを検討するという方もいるようです。チャンスは多くないかもしれませんが、定年までの年数が限られているからこそ、思い切ったチャレンジができるかもしれません。

❸ 転職する

　後期キャリアの看護師の転職が収入アップにつながるとは一概にいえませんが、現状の働き方や給与、待遇などに不満がある方は、まずはWebサイトなどから市場調査をしてみましょう。さまざまな条件でシミュレーションしてみることは、現実を見つめるよい機会になるはずです。

❹ 副業・兼業する

　看護職であればスポットでの仕事が数多くあります（必ず勤務先の副業規

定を確認してください）。

　例えば、執筆時現在では新型コロナワクチン接種協力など多くの情報が
インターネットでも見られます。必要な金額に応じて仕事内容や期間を調
整できるため、手軽にできる方法です。

❺長く働く

　2021年4月に施行された高年齢者雇用安定法では、これまで課されて
いた65歳までの雇用確保（義務）に加え、65歳〜70歳までの就業機会を
確保するため、70歳までの定年引き上げ、定年制の廃止などのいずれか
の措置を講ずる努力義務を新設しました。長く働いて収入を得ることは社
会貢献・生きがいにもつながります。60代のうちは、なるべく老後資産
を減らさずに働くことを目指しましょう。

❻経営者になる

　個人事業主として独立して経営者になれば、定年はありませんから自分
でリタイアする時期を決められます。また、必要経費を上手に使い、所得
控除制度をしっかり活用できれば、結果的に税金が減って手取り収入を増
やすことができます。

❼年金の受け取りを先送りする

　もし将来の年金額が少ないと感じた場合、p.26でも述べているように
年金の受け取りを先送り（繰り下げ受給）することで増額することが可能で
す。例えば年金受給開始時期を65歳から70歳に先送りすると受け取り
額が4割増、75歳に先送りすると受け取り額が8割増となります。

　定年退職のタイミング、年金の受け取りのタイミングが近づいてくると
銀行などの金融機関からの営業攻勢が始まります。甘い言葉をうのみにせ
ず、冷静に判断できるように現役時代から備えておくことが大切です。

3 ｜資産を増やす方法を考える

❶お金を貯めながら増やす仕組みをつくる

　効率よく資産を増やすには、お金を貯めながら、さらに増やす仕組みを
つくることが重要です。入ってきた給料を先に「使うお金（生活用の口座）」
「貯めるお金（貯蓄用の口座）」「増やすお金（投資用の口座）」に分けて、それ
ぞれの口座に振り分ける「先取貯蓄」をしましょう。やり方は簡単です。
給料日の翌日などに積立日を設定し、「貯めるお金」「増やすお金」はなかっ
たものとして「使うお金」だけで生活するのです。

　「貯めるお金」とは、行き先が決まっているお金を指します。教育資金
や住宅資金、旅行やレジャー代なども含まれます。

　「増やすお金」とは、主に老後資金用の口座で、長期間かけてコツコツ
と積み立てて増やしていくお金です。

❷「増やすお金」の口座をつくる

　増やすお金の口座としてぜひ活用したいのが、iDeCo（個人型確定拠出年金）とつみたてNISA（少額投資非課税制度）です。もう始めているという方もいれば、聞いたことはあるけれど投資なんて怖くて……という方もいらっしゃるでしょう。

a. iDeCoとは

　iDeCoは、老後資金をつくるための私的年金制度です（厚生労働省管轄）（表2）。毎月一定の掛け金を拠出して商品を自分で選んで運用します。金融機関によって手数料の違いや運用商品のラインナップが異なりますので、数十年にわたる長期間の運用に適した口座を開設することが重要です。

　自分の将来のために積み立てているにもかかわらず、その積立金額が全額所得控除となり、所得税や住民税に対する節税効果が高いこともポイントです。さらに60歳まで引き出せない仕組みなので、確実に老後資金として準備できること、本来は運用益にかかる20.315％の税金も非課税という特徴もあり、国が老後の資産形成を後押しする制度です。

　2020年には、「年金制度の機能強化のための国民年金法等の一部を改正する法律」が公布され（施行は2022年）、その一環として確定拠出年金法の一部が改正されました。まず、会社員や公務員として働いていると厚生年金保険に加入することになるため、65歳までiDeCoに加入できるようになりました。さらに、会社からの承認がなくても企業型確定拠出年金とiDeCoの同時加入ができるようになるなど加入要件が緩和されました。

b. つみたてNISAとは

　つみたてNISAは、投資の基本「長期・積み立て・分散」を取り入れた少額投資非課税制度です。金融庁が厳選した低コストの投資信託から選ぶため、初心者でも安心して始めることができる制度です。年間最大40万円最長20年間（執筆時）、本来運用益にかかる20.315％の税金が非課税で、必要なときにいつでも換金でき、手数料がかからないことも特徴です（表3）。

　なお、2022年12月の「令和5年度税制改正大綱」により、2024年1月以降の新たなNISA制度の抜本的拡充・恒久化の方針が示されました（https://www.soumu.go.jp/main_content/000853546.pdf）。

表2　iDeCoの特徴

・掛け金が全額所得控除（所得税・住民税ともに）
・運用益（20.315％）が非課税〈利益にかかる税金（20.315％）を払わなくてよい〉
・60歳まで引き出せないが、受け取るときにも税制優遇あり
・手数料がかかる（口座開設や管理料などの維持費）
・掛金は5000円から、上限額は公的年金の種類や会社の制度によって違う（1万2000〜6万8000円）

表3　つみたてNISAの特徴（2023年1月時点）

- 少額（100円〜）からでも始められるが、少額すぎると運用益非課税という恩恵がない
- 最大800万円の非課税投資枠〈年間40万円（月3万3333円まで）×20年間〉※
- 運用益が非課税（iDeCoと同じ）
- いつでも引き出せる（好きなタイミングで換金でき、20年間※非課税で保有することもできる）
- 手数料がかからない（口座開設や維持費などは不要。投資信託の保有中にかかる信託報酬という手数料がかかるが低く抑えられている）

※ 2024年1月以降、年間投資枠や非課税期間などが拡充予定

c. iDeCoとつみたてNISAで運用して10年経つと

　iDeCoとつみたてNISAを、夫婦2人でそれぞれ上限*⁵の11万2666円まで毎月積み立てた場合、合計で毎年135万1992円を非課税で運用できます。これを10年続ければ、合計で1352万円相当の金融資産を築くことができます。

　この数字は積み立てたそのままの金額（元本）でしかありません。毎月11万2666円を仮に年4％で運用できた場合、1659万円となり、約300万円の利益が出ます。

　一方、同じ金額をある銀行の定期預金で10年積み立てた場合、金利が年0.01％（税引後0.007％）だと4771円の利益です。このことから、ただお金を銀行に預けておくだけではほとんど増えないことがわかっていただけましたでしょうか。お金は貯蓄に回すだけでなく、増える仕組みのある場所に置いておくことが大切であるということになります。

　投資などやったことがないから怖いという気持ちがある方もいらっしゃるかもしれませんが、どちらの制度も国が後押ししている制度になります。上記の金額には節税した金額は入っていません。その金額も入れて考えれば恩恵は計り知れません。iDeCoもつみたてNISAも資金を主に投資信託で運用するため、状況によって資産が増えることもあれば減ることもあります。どちらの制度も長期運用が前提になっているので、短期的な値動きに一喜一憂するのではなく、上がり下がりを繰り返しながら緩やかに右肩上がりしていくイメージを持てる商品を選ぶことが大切です。私たちの大切な年金保険料を資金源とした年金積立金も投資で運用されています。やみくもに怖がったり、反対に安易に飛びついたりせずに、それぞれの特徴やリスクをしっかり理解した上で活用してほしいのが投資制度です。

＊5：例示では、iDeCoは企業型確定拠出年金がない企業（病院や施設など）に勤めている場合（看護職も含めた第2号被保険者）、つみたてNISA月3万3333円で月2万3000円。夫婦2人分で毎月11万2666円。

5. 注意すべき問題と対策

1 親の介護費用

　ここまで、人生100年時代を生きていくための生活資金について解説しましたが、それは現在の高齢者が直面している問題でもあります。70代の子どもの親世代がまだ健在というケースは珍しくありません。子世代より90代の親の方がかくしゃくとしてお元気というケースもあるほどです。

　50代の子世代の親たちの介護が必要となったときに、その費用は誰が負担するかという問題があります。「親の介護費用は親のお金から出す」という原則を知っておきましょう。

　このときに問題を難しくするのが、「兄弟姉妹の存在」と「直接介護費用以外の諸費用（交通費等）の負担の問題」です。

　兄弟姉妹の間では、親との物理的な距離と同時に心的距離が違います。仲がよい兄弟姉妹であっても、親の介護と相続の問題は必ずと言ってよいほどもめるケースが多いのです。さらに、立替払いや介護に要した交通費などの請求は最もあやふやになりやすく、不満が溜まりやすい事柄です。中心になって動いてくれている人に対してお金は出さずに口だけ出すというケースもあり、こじれる原因にもなります。

　また、親の年金が少ないだろうと、子どもが介護費用や生活費を援助する決断を安易にすることは避けましょう。私たちは80歳の時点で「年金以外の収入がなくても、周囲の人に迷惑をかけずに悠々自適に生活している」姿を目指して資産形成をしています。

　親が少ない年金で困っているだろう、自分たちは現役で働いているから大丈夫と考え、安易に親の介護費用や生活費を負担し続けることで自分たちの老後の資金が足りなくなり、結果的に子どもたちに負担を残すという負の連鎖が実際に起こっています。

　特に看護職は自分が積極的に介護の担い手になれることから、今までの恩返しをしたいと介護離職をする人が多くいます。看護職の資格があるからいつでも再就職先ができるという安心感が、安易な離職に拍車をかけていると思われます。

　先ほどからお伝えしているように、誰もが100歳まで生きるかもしれない時代です。日本のような超高齢社会では、子世代が介護を担うには限界があり、親の介護を卒業しないまま自分が介護される側になってしまうこともあり得ます。

　子育てと違って終わりが見えない介護に備えて、「親が元気なうちにその資産（概算）を把握しておき親の介護にはそのお金を使うこと（親のお金や年金がない場合は行政に相談）」「介護離職はせずに介護休暇などを積極的に

使ってマネジメントに徹すること」「親が元気なうちにその希望を聞いて兄弟姉妹間でしっかり話し合っておくこと」などを心がけましょう。そうすることが、自分たちの子世代に負担をかけずに、自分たちの老後を安心して過ごせることにつながるのです。

2｜老後資金の特徴

突然ですが、クイズです。以下の資金の中に、銀行がお金を貸してくれないものがあります。それはいったいどれでしょうか。

旅行資金　住宅購入資金　教育資金　新車購入資金　事業資金
結婚資金　老後資金

もうおわかりですね。正解は、老後資金です。現実には、審査さえ通ればギャンブルに使うお金でも借りることができるのに、老後資金に使う目的でお金を貸してくれるところはありません。老後資金が必要な人たちは仕事をリタイアしていることが多く、返済が見込めないと判断されてしまうため審査に通らないのです。

ですから、自分たちの老後資金について考えずに子どもの教育費・住宅ローンや親の介護費用などに多大な出費をしてしまうと、その結果子どもたちに迷惑をかけることになりかねません。子どもに奨学金という借金を背負わせたくないという親心は理解できますが、子どもが大学を卒業するときにちょうど収入減になり、しっかりと老後資金を準備できないまま老後に突入してしまう方も多くいらっしゃいます。親の経済状況を子ども側から知ることは難しいため、少なくとも高校生になったら親子で話し合うことが大切です。

3｜相続の問題

相続の問題は、亡くなった後に発生することなのでデリケートな話題であると同時に、実際に直面してみないとわからないことも多いものです。

親が亡くなるとその時点で相続が発生します（その日が相続開始日となります）。相続税の申告・納税期限は、この相続開始があったことを知った日の翌日から10カ月以内と決められています。この間に相続人を特定し、遺産分割協議など所定の手続きを踏む必要があります。

ここでは、相続税に関するよくある思い込みについて解説します。遺産を受け取ると必ず相続税を払わなくてはならないので、しっかりと相続税対策をしなければならないと思い込んでいる方が意外に多くて驚くことがあります。実際には、「遺産に係る基礎控除」というものがあります。

算式　遺産に係る基礎控除額＝3000万円＋（600万円×法定相続人の数）

　つまり、一人っ子（相続人が1人の場合）だったとしても、3600万円までは相続税は非課税となります。

　実際、相続税の支払い対象者は2019（令和元）年分のデータで8.3％となっており[6]、大部分の方は課税対象ではないということがわかります。

　相続で一番もめるのは、土地・建物などの不動産や経営する会社の株式などのように、現金化することが難しい相続財産です。実際にはそのような相続財産が約半分を占めるため、法定相続分（民法が定める割合のこと）のとおりに分けることは至難の業で、もめる最大の原因となっています。

　「うちの子どもたちは仲がいいから大丈夫」とか「うちはたいした財産はないからもめない」という方がいらっしゃいますが、その2つがもめる原因であることが多いのです。自分がよかれと思って残した財産で子どもたちが仲たがいすることを避けたければ、生前にしっかりと子どもたちに伝えて合意形成をしておくことと、遺言書を書いておくことが必要です。

　そして、せっかく書いた遺言書が無効と判断されないように、正式な書き方に則って準備することが大切です。2020年7月からは、自筆証書遺言の紛失や変造などのリスクを避けるため、法務局で保管する制度が施行されました。一番確実なのは公正証書遺言ですので、遺言書の作成を考えている方はしっかりと事前に調べておきましょう。

　また、例えば親が多額の借金を残して亡くなった場合、相続開始日から3カ月以内に家庭裁判所に申請し受理されれば、相続放棄をすることができます。そのほか、プラスの財産を限度にマイナスの財産を承継する申請をすることもできます（限定承認）。3カ月間何もしないと、プラスもマイナスもすべて承継することを承認したことになるので、注意が必要です。

　独身で子どもがおらず両親も兄弟姉妹もいない場合、相続人が存在しません。その場合は、所定の手続きを経て、特別縁故者〈被相続人の療養看護に努めた者、被相続人と特別な縁故にあった者（内縁の夫婦や事実上の親子関係など）〉と認められた人に財産が分与されます。共同名義の不動産などがあった場合には、他の共有者に帰属します。この2つに該当せず、誰の手にも渡らない遺産がある場合は、最終的に国庫に帰属すると民法で定められています。

　せっかく築き上げた財産が自分の死後にどのように分けられていくのか、これを機会に考えてみてはいかがでしょうか。

＊6：国税庁Webサイト：令和元年分相続税の申告事績の概要，令和2年12月.
〈https://www.nta.go.jp/information/release/kokuzeicho/2020/sozoku_shinkoku/pdf/sozoku_shinkoku.pdf〉
（2022.9.28閲覧）

4 自己研鑽費（老後資金との兼ね合い）

　看護職の方は、自己研鑽にお金をかける傾向があります。特に知的好奇心と向上心が高い看護職に多いのが大学院への進学や資格取得への出費です。若いころは子育てや家事と仕事の両立に追われて勉強する時間がなかった。今は時間とお金に少し余裕が出てきたから以前からの夢だった大学院へ……素晴らしいですね。

　何かを始めるのに遅すぎることはないと言われますが、大学院進学には数百万円の学費がかかり、文献・書籍代、研究にまつわる出費、学会・研究会費、資格の取得費用や継続のための費用などの負担も発生します。老後の資金ではなく教育費であれば銀行からお金を借りることができるかもしれませんが、50代〜60代にかけての学び直しとしては返済できるかどうかが問われますので審査は通りにくいでしょう。

　進学は費用だけでなく、試験や文献検索・研究・論文執筆など相当の時間を費やすことになります。志は素晴らしく、家族もみんな応援してくれる状況でも、一度冷静になって必要経費と老後資金のバランスを計算してください。決して若くない今、老後の資金を削ってまで取り組むべきなのかどうか、いろいろなことを覚えられなくなってきたと嘆く日々の中、集中して授業や課題に取り組めるのか、英語の論文を読めるのか……。看護職はしばしば向上心の塊と称されます。大学院で学ぶのがあこがれだった20〜30代の夢をかなえたいなら、老後資金に余裕があることを確認してからにしましょう。決して、そのあと働けばいいと思ってはいけません。とにかく、学費・教育費というのは青天井だということを覚えておいてください。

6. さいごに

　さまざまな角度から「老後資金」について考えてみました。残念ながら誰にでも当てはまる法則はありません。平均値などのデータやさまざまな知見を参考にしながら、それぞれの方が自分自身で出した答えがその時点での一番正しい答えです。正しい答えを導き出したとしても、1回限りで終了とせず毎年見直すなど、今後どんどん変化していくものだと考えていきましょう。ほかの人と比べて落ち込んだり、一喜一憂したりする必要はありません。80歳の時点のあなたが「年金以外の収入がなくても、周囲の人に迷惑をかけずに悠々自適に生活している」姿を実現するために、今できることを粛々とやっていきましょう。

　今日があなたの人生で一番若い日です！　将来の自分に仕送りする気持ちで準備していきましょう。

参考文献
・山中伸枝：50歳を過ぎたらやってはいけないお金の話，東洋経済新報社，2019．
・塚越菜々子：書けば貯まる！共働きにピッタリな一生モノの家計管理，翔泳社，2020．
・三原由紀：書けば貯まる！今から始める自分にピッタリな老後のお金の作り方，翔泳社，2021．
・大野誠一，豊田義博，他：実践！50歳からのライフシフト術，NHK出版，2018．
・小島明子，橋爪麻紀子，他：「わたし」のための金融リテラシー，金融財政事情研究会，2020．
・水木楊：人生後半戦のポートフォリオ「時間貧乏」からの脱出，文藝春秋，2004．
・大江加代：最強の老後資産づくり，ソシム，2022．
・頼藤太希，高山一恵：はじめてのNISA & iDeCo，成美堂出版，2021．
・リンダ・グラットン，アンドリュー・スコット著，池村千秋訳：LIFE SHIFT，東洋経済新報社，2016．
・アンドリュー・スコット，リンダ・グラットン著，池村千秋訳：LIFE SHIFT2，東洋経済新報社，2021．
・田内学：お金のむこうに人がいる，ダイヤモンド社，2021．
・勝間和代：勝間式ロジカル不老長寿，宝島社，2021．
・勝間和代：勝間式生き方の知見，KADOKAWA，2021．
・井戸美枝：一般論はもういいので、私の老後のお金「答え」をください，日経BP，2020．
・太田差惠子：親の介護で自滅しない選択，日経ビジネス文庫，日本経済新聞出版，2021．

Column

荷物の棚卸しも忘れずに

意外と盲点なのが、自宅の荷物の問題です。持ち家だけでなく、賃貸であっても、長く住んでいるとかなりの量の荷物があることに驚かされます。

そのような荷物の整理や処分は、身体が思うように動かなくなってからでは難しく、子どもなどの親族に頼むか、業者に頼むかの選択になります。急いで処分するとせっかく価値のあるものでも二束三文で処分しなければならなくなるなど、思い出の品々とのつらい別れになることも多くあります。

切羽詰まらないとなかなか動けないものですが、資産の棚卸しのついでに荷物の棚卸しもやってみましょう。しっかり時間をとって、長年しまい込んでいたものなどを出してみることをおすすめします。冷静に考えて、思い切って処分できるものがあれば、早めにとりかかりましょう。

もういらないものなのに心理的に処分できないと感じたら、スマホなどで写真を撮るのがおすすめです。以前に趣味で収集していたものなどは、フリマアプリで検索して相場を調べてみましょう。思いがけなく高値で取り引きされている場合もあります。やってみると意外と楽しいし、お金にもなるし、片付くし、といいことずくめの効果があります。

もちろん、自分が死んだら子どもに処分を任せると決めている方もいらっしゃるでしょう。そのような場合には、先に子どもに同意をとっておくことです。そのための費用なども別途用意しておけば、気持ちよく引き受けてくれるでしょう。

親の思いを知らされないまま荷物だけが遺された場合、それには遺品という特別な名前が付けられます。遺品には故人の思いが詰まっていると考えられ、処分することに躊躇してしまうので、子どもに大きな負担を強いることにもなりかねません。長年引っ越しをしていない方は、「荷物の量に要注意」と覚えておきましょう。

3 章

キャリア後期の
さまざまな活動例

地域密着型病院における
ジェネラリスト・ナースの経験値の活用

出井小幸 ● 医療法人直心会 帯津三敬病院 看護部長

1. 当院の概要

　　帯津三敬病院（以下、当院）は埼玉県の北西部に位置する二次救急の一般病院です（**表1**）。1982年、帯津良一医師により「理想のホリスティック医学」をめざして開設されました。当院の理念は「今日より良い明日を」であり、この言葉に患者への思いが込められています。希望を持つこと、持てるように励ますこと、寄り添うことを意味しています。

2. 看護部における定年後再雇用について

　　看護部の理念は「信頼される看護の提供」です。信頼されなければ、寄り添っても、励ましても、意味がありません。そして、信頼とは、安全で確実な技術の提供があって成り立つものです。当院の看護部長として私は、「看護職、特にジェネラリストの経験値を活用できる居場所をつくる」をコンセプトにしています。キーワードは「セルフ・コンパッション（自分や相手を理解し役に立ちたい）」そして、「ディーセントワーク（働きがいのある人間としての尊厳を持った仕事内容）」です。

　　私は年2回の人事考課面接で、定年退職の時期を迎えようとしている看護師に「これから先の夢、やりたいことはあるか」「看護師の知識をもっと活かしてみたくないか」と問いかけます。心の声を聞き出す作業です。

　　これまで、経験値を積み重ねた看護師が定年を機に「孫の面倒をみる」「施設で働く」「畑仕事をする」等々の方向転換を余儀なくされる現状を見てきました。しかし、それが必ずしも本音ではないことも知っていました。

表1　帯津三敬病院の概要

設置主体	医療法人直心会
病床数	99床（一般病床64床、地域包括ケア病棟35床）
看護配置	一般病床10対1、地域包括ケア病棟13対1
診療科	15診療科　二次救急指定

定年退職を迎える看護師たちが同じ組織で働き続けようとしない理由には、「居場所がない」と感じている現実がありました。

　長い期間、臨床実践を行ってきた看護師は、定年退職後はいづらくなると聞きます。「お局」扱いをされると思っているようです。そのような話を聞くたびに切なくなり、解決方法を模索してきました。長年の経験値と豊かな感性、そして他職員とのコミュニケーション能力や交渉力が埋没するむなしさに「もったいない」と感じます。持ちうる経験値を存分に発揮し、楽しくキラキラと働いてほしい、後輩にそんな背中を見せてほしいと思っています。

　自組織の看護師だけでなく、他組織で勤務してきた看護師にも同じように考えています。定年前に退職し、力を出し切れなかった看護師がたくさんいることも知っています。その背景には、管理者との相性や組織の考え方があります。看護部長として、たくさんの採用面接や人事考課面接で得た俯瞰的な視点を駆使しながら、それぞれのキラキラを埋没させないようにしたいという思いで努力しています。

　以下に、定年退職後にも当院で活躍してくれている3人の看護師の事例を紹介します。

3. 事例紹介①在宅診療部門で活躍する看護師

　佐野由利さん：看護短期大学卒業後、当院入職。24年間勤務し、2020年4月、65歳定年退職と同時に再雇用。当院の在宅診療部門立ち上げにかかわり、継続して週に2回、医師による訪問診療に同行。

　在宅診療部門は2019年に開設されました。現院長・理事長を務める増田医師の「当院の患者さんが通院できなくなってきて、家族が薬だけをもらいに来ることが多くなった。これは、患者さんの家に行くべきだ」との言葉がきっかけでした。私はその言葉に共感し、看護部もなんとかして患者・家族の力になりたいと思いました。院内訪問看護部門の看護師、外来看護師などの協力を得ながら、最初は隙間時間で同行できる看護師が院長と在宅診療を開始しました。しかし、片手間にできるものではない現実を知り、専従の在宅看護師を配置することにしたのです。

　配属した佐野さんは、当院で24年間勤務している大ベテラン。経験値も高い67歳（執筆時）の看護師です。佐野さんは仕事への意欲や情熱を持ちながら、「もう、病棟では無理ですかね……。外来なら大丈夫でしょうか？」と、就業規則の"定年退職"という言葉にとらわれていました。そこで私は、この経験値を無駄にしてはならない、当院で引き続き活躍してもらいたい、持ちうるキャリアを発揮してほしいと考えました。

在宅診療では、病院と少し違った視点が必要だと考えています。そこでは、ベテラン看護師の俯瞰的な視点が重要になります。在宅での患者は病院で見る顔とは違いますし、家族もいます。生活の場で長く暮らせるように、健康状態や環境の変化をキャッチしなければなりません。治療のための制限や管理ではなく、その人が、その場で、その人らしい生活が維持できるように支援することが重要なのです。新人や経験の浅い看護師がすぐに環境と関連づけてその人の変化を察知できるでしょうか。看護師の視点は、病院では医学モデルに基づきますが、患者が自宅に帰った後は生活モデルを加味して評価します。

佐野さんは私の期待に応えてくれました。寝起きの場所やトイレ・風呂場の位置など、生活の場がもたらす影響を医師とは異なる視点で観察するとともに、多角的な視点を活かし、必要な社会資源につなげるか、家族の負担はどうかを見極めています。

4. 事例紹介②退院調整看護師として活躍する看護師

木村養子さん：看護専門学校卒業後、200床の急性期病院勤務。介護支援専門員（ケアマネジャー）資格を取得、市の地域包括支援センター勤務などを経て、55歳で早期退職後、当院に入職。62歳現在（執筆時）も、院内フリーで退院調整看護師として活動。

当院は、2014年に地域包括ケア病床を10床から始め、2017年には35床の病棟にしました。地域包括ケア病棟は入院・退院のバランスと転床のタイミングが難しく、病棟間の機能の違いによる葛藤などもあり、師長が管理の合間に転床マネジメントを行うのは困難でした。退院調整には、病院と在宅、地域を連携させるための知識と経験の活用が必要になります。退院調整役としての木村さんは転床タイミングの見極めが確実で、期待どおりの活躍をしてくれました。

地域包括ケア病棟では、毎週月曜日に多職種（理学療法士・薬剤師・栄養士・社会福祉士・医師）により「退院調整会議」を開催。会議では、退院に向けて各専門職から課題や調整具合を聞き取りながら、社会資源につなげる準備をします。そのほかの曜日には、各病棟のファシリテーター役の看護師が指定日にカンファレンスを実施しています。木村さんは退院支援の導き方や患者情報の聞き取りが的確です。ナースステーションでの看護師のちょっとした会話を聞き漏らさず、支援につなげてくれています。

5. 事例紹介③院内訪問看護部門で開設から活躍する看護師

　小池美穂さん：大学病院・総合病院勤務。ケアマネジャー業務や訪問看護ステーション管理者を経験した後、クリニックの訪問看護業務を経て60歳雇用で当院に入職。みなし訪問看護を開設して訪問看護を実践。

　私は看護部長になる前から看護師として、がんの終末期に「自宅に帰りたい」「家族との時間を過ごしたい」と言いながら、病院で亡くなっていく患者をたくさん見てきました。「家族に負担をかけたくない」という当人の遠慮からか、「何かあったら不安だから、連れて帰れない」「怖い」という家族の思いからか、さまざまな理由で一度も帰る希望を遂げずに旅立った人たちです。

　当院の特徴として、入院患者は、がんの治療を最初から選択しなかった人、代替療法だけに専念した人、ありとあらゆる治療を終えて、なすすべがなくなった人などさまざまです。当院ではその人の治療プロセスを理解した看護をしているので、それぞれの価値観を理解した上で自宅での生活を支援したいのです。そのためには自院の訪問看護師が必要でした。

　小池さんは訪問看護師と在宅診療の経験が豊富でした。入職当初は当院の特徴に戸惑いつつも、全病棟の朝の申し送り、看護師のカンファレンス、退院調整カンファレンスなどに参加。そこでの情報を得て、医師とのかかわりの中から信頼関係を築きつつ、少しずつ訪問看護につなげ、現在に至っています。そこにはもちろん、病棟看護師からのアプローチや小池さんから「支援したい」との申し出もありました。

　終末期の患者・家族とのかかわりには本当に神経を使います。本人と家族の意向が同じであるとは限らない上、急に気持ちが変わることもあります。「何もしてほしくない」と言いつつ、自宅に帰ると不安が募り、翌日に病院に戻ってくる患者もいます。そのような患者の不安に寄り添って、長年の経験を活かしながら看護してくれているのが小池さんです。

　しかし、人は夜間になると不安が押し寄せてきます。闇の中では死への恐怖が募るのです。そこで今後は、みなし訪問看護では対応できない夜間の対応について取り組みたいと思っています。

　次に、小池さん本人による所感も紹介します。

訪問看護師としての活動　　　　　　　　（訪問看護部門　小池美穂）

　当院に入職したきっかけは、訪問看護の必要性を看護部長が面接で強く話していたことでした。地域包括ケアシステムの展開が始まっている中で、地域包括ケア病棟を持つ当院には当時、在宅部門がなかったため、ぜひ力を貸してほしいとのことでした。私は訪問看護ステーションの管理業務や

クリニックでの訪問看護に携わり、その業務を継続する難しさや煩雑さを少なからず感じていました。しかし同時に、そのやりがいや楽しさも知っています。看護部長の強い熱意があったからこそ、一度は手を引こうと思っていた訪問看護事業にまた足を踏み入れることになりました。非常勤勤務で水曜日を休みにしていただけたことは、仕事を続ける上で心身とも大変助かっています。

　訪問看護事業の開始に当たっては、まず、看護部長の提案で「訪問看護とは何か」という基礎知識を周知する勉強会を行うことにしました。多くの職員が足を運んでくれ、地域包括ケアシステムの中での訪問看護の立ち位置、業務の具体的内容、地域包括ケア病棟との連携の大切さ、報酬の出所まで話した記憶があります。その後、介護ソフトを購入してもらい、医事課のスタッフと打ち合わせをしました。

　当院の訪問看護は、病院・診療所の訪問看護としてスタートしています。いわゆるステーションではありませんが、将来、当院や地域のためになるステーション経営をめざしていることはいうまでもありません。

　現在、訪問看護の部屋には退院調整看護師や皮膚・排泄ケア認定看護師(以下、WOCナース)がいて、顔を合わせると、気になる患者の情報が飛び交います。退院調整看護師からは、近々退院する患者への訪問看護の依頼も直接あります。そうした場合は、病棟の患者の部屋へ行き、退院前からかかわることになります。病棟看護師や担当ケースワーカーからも情報をもらい、少しずつ訪問看護のケア内容をイメージしていきます。この作業は、病院・診療の訪問看護(いわゆる「みなし訪問看護」)の特徴といえるのではないかと思います。訪問している患者が入院するときも同様です。在宅での様子を退院調整看護師やケースワーカーに伝え、在宅での生活がイメージできるよう入院時の支援をお願いしています。医師と近いところで業務が行えることも安心です。

　今後はさらに病棟看護師と連携して、退院前訪問看護を充実させていきたいと考えています。またWOCナースの地域への貢献を手助けできたらとも思います。近年、寒暖差が激しい気候となっています。さらに、新型コロナウイルス感染症の対策をしながらの業務には体力を使います。水分摂取と休養と栄養補給に心がけながら、今後も仕事を続けたいと思っています。

6. 今後の展望

　看護師のキャリアにおいて、管理職として同じ職場で働き続けること、あるいは他組織で管理職として働くことは1つの選択肢かもしれません。

ただし、組織の都合で管理職に就いても、看護師個人のキャリア志向はジェネラリストである場合も少なくないように思います。それでも、管理職としてのマネジメントの経験は、ジェネラリストとして実践したいことの助けになるかもしれません。

　また、定年の時期を迎えた看護師は、最後にジェネラリストとして現場に戻って看護師を終えたいと思うこともあるようです。それは、長年看護職として培ってきた知識や経験を活かすとともに、先輩看護師として看護スタッフ1人ひとりが生き生きと仕事ができるよう支援することにもなると思います。

　看護職は専門職としての資格を活かすため、生涯現役をめざします。しかし、経験を活用できる場がなければ、活躍もできません。経験を積み重ね、価値の高い看護師を看護管理職としてどのように再雇用するのか、人件費の課題も乗り越えていく必要があります。病院には、未来を支える、人件費の低い若手看護師と、経験を活かすことで成果を出せる、人件費が高い看護師の両方が存在します。さまざまな能力を持つ看護師をどのようなバランスで活かし、ともに働ける組織にしていくのかは、看護管理職のこれからの課題であると考えて人材活用を進めたいと思います。

活躍のポイント

　3人のナースが登場し、それぞれのセカンドキャリアでの活躍がわかります。看護部長の「ジェネラリストの経験値を活用できる居場所をつくる」という強い思いがジェネラリスト・ナースの活躍を実現させています。また、その思いに応えて活躍し続けたいという両者の信頼感を感じます。まさに、日本の超高齢社会の医療現場の課題を乗り越える、これからの時代のキャリアに必要な人材活用ではないかと思います。このような看護部長と出会えれば、幸せな "生涯現役看護職" をめざせそうです。

　中間管理職（看護師長・看護課長）であっても、自身のキャリアデザインにおいて、看護師人生の終盤はジェネラリストとして現場の看護実践をしたいと思ったら、希望を叶えるためには早めに後進を育て、任せて、自らのキャリアのために動き始めたほうがよいのかもしれません。

（濱田安岐子）

試行錯誤しながらの特養勤務経験

安藤絹枝 ● 前 社会福祉法人公生会 特別養護老人ホーム「とまとの里」看護主任

1. 特別養護老人ホーム「とまとの里」

　当施設の理念は「親愛」「実践」「謙虚」です。高齢化が進む、大分市東部の地域に位置しており、同地域では地域医療を担う医療・介護・保健・福祉の良好な連携に注力しています。

2. 特養に転職したきっかけと動機

　私は病院を定年退職した後の4年間、大分県看護連盟で幹事長として勤務していました。それまで外来勤務が長かったこともあり、その間も在宅看護には常にアンテナを張っていました。大分県看護協会の職能別交流会では看護師職能Ⅱ（介護・福祉関係施設・在宅等領域）に参加し、現場で活躍している看護職の発表を聞いて、在宅・介護・福祉などについて学んでいました。

　4年間看護現場を離れていたのですが、「また現場での仕事ができないか」と考え、2018年7月に県看護協会ナースセンターをとおして地元の病院を紹介してもらい、外来看護師の面談を受けました。ワーク・ライフ・バランスを考えて「パートでもいいから、生活を楽しみたい」と考えていたところ（少しはお給料もいただいて……と動機に不純な点もあった）、その病院では「年齢制限がある」と断られてしまいました。

　そこで、同じくナースセンターの紹介で、開所間もない特別養護老人ホーム「とまとの里」に入職することとなりました。特養の看護師には、日常生活を施設で過ごし、終の棲家とする高齢者の健康状態を把握する役割があります。これまで長年、医療施設で外来看護に携わってきた経験をそこで活かせないかと考え、入職を決めたのです。また、1998年に取得以降、

[略歴] 大分県立病院に39年間勤務。10年間、師長を務め、そのうち9年間は外来師長として多くの通院患者とかかわっていた（最後の2年間は副部長兼務）。2014年3月に同院を定年退職、2018〜2022年に同施設勤務。

活用したことがなかった介護支援専門員（ケアマネジャー）の更新研修を退職前に受け、在宅介護の現状と利用者の変化を知ろうとしていたことも特養入職のきっかけとなりました。

　なお、契約時に従事すべき業務とされたのは、以下になります。

　　①入居者の健康チェックと日常で必要な医療行為
　　②入居者の体調に異変があった場合の応急処置
　　③病院に行くか救急車を呼ぶかの判断、付き添い
　　④看護師不在の夜間、介護職員への緊急時対応の指示
　　⑤介護職員が吸引等の医療行為を行わなくてはならない場合の指導

　県看護連盟勤務期間は実務に従事することなく5年を重ねましたが、呼吸器・脳外科看護に長年従事し、3学会合同呼吸療法認定士の講習会も受けたことは特養勤務でも役立っています。

3. 実践内容と自身の課題

1 │ 看護スタッフの概要と勤務形態

　一時期は看護師3人（パート2人）・准看護師3人と一緒に働いた時期もありましたが、執筆時現在、当施設に勤務する看護師は看護師1人、准看護師3人（うち1人はパート）の4人です。勤務形態は日勤（9〜18時）、早出（7〜16時）、パート（10〜14時）となっています。

　私を含めリタイア後の看護師が2人（4人の時期もあったが入れ替わりで退職）と、看護師の年齢はやや高齢と考えます。総合病院で働いた経験のある看護師は3人（早期退職2人）で、職歴はさまざまです。しかし、私自身の実務経験が少ない精神科領域の病院で働いていた看護師が3人いたことは、とても頼りになっています。

2 │ 仕事の内容

　看護師としての仕事内容は以下のとおりです。

・入居者の体調管理（日中および夜間）・夜間申し送り簿の記入
・バイタルチェック、創傷処置、排便コントロール
・服薬管理（準備・服薬記録）
・経管栄養（胃瘻・腸瘻）を受けている入居者への対応（早出：7時）
・糖尿病でインスリン注射を受けている入居者への対応

　私は入職後1カ月で看護主任になりました。看護主任（看護師）としての仕事内容は上記に加え、

・医療的ケア教員として、介護職員が行う吸引・経管栄養の指導と研修
・定期的な医療的ケアの技術確認・指導

・往診医からの吸引指示書に対して入居者の状態・状況報告書の提出となっています。

精神科看護の経験が少なかったことで、認知症の進行・向精神薬服用中の入居者への対応・家族の不安と迷いに寄り添うことなどに課題を感じました。また、老年看護の知識不足(排便コントロール・睡眠・機能低下の進行など)や、高齢者施設での看取り期に家族に寄り添うことの難しさ(面会の少ない家族に状況を伝え、最期を見守っていただく)を感じることもあります。

4. 特養における看護の事例

執筆時現在も経過中のものを含め、2つの事例を紹介します。

1 | レビー小体型認知症の入居者・家族への対応

〈事例〉Aさん／ 70代女性／レビー小体型認知症／要介護度3

以前は覚醒中のほとんどの時間、ユニット内を歩き続けるなど徘徊が止まらなかったが、現在は立ち上がりができなくなっている。しかし、ベッドや車いす上で大声で独り言を言う不穏状態である。また、家族はそのような病状の受け入れが難しいようであった。

精神科の医師に相談したところ、「疲れている脳を少し休ませる必要がある」との助言を受け、定期的な精神科受診として入居前の主治医を受診することにしました。家族に対しては、精神科受診時に看護添書を見ていただくとともに、医師から状態と治療、また今後についてなどの説明をしてもらったことで、徐々に進行する病状に対する受け入れと理解ができるようになりました。

2 | 人工肛門設置後の排便コントロールを看護と介護の連携で改善

〈事例〉Bさん／ 80代女性／大腸・膣瘻／要介護度3

入居時より高度の認知症があるため、本人の苦痛・訴えを十分理解することが難しい状態である。便秘により排便コントロールが困難だったことに加え、入居前同様に誤嚥性肺炎などで入退院を繰り返していた。

便秘に対する処置として服薬・座薬・摘便・浣腸を行っていましたが、肺炎で入院中に大腸・膣瘻がわかり、人工肛門造設となりました。原因の確定はできませんでしたが、看護職としてはショックでした。その後も排便コントロールには苦慮しましたが、往診医より耐性をつくりにくいピコスルファートナトリウムで排便をコントロールするよう指示があり、看護と介護の連携によりピコスルファートの量を調整したところ、便秘が改善しました(写真1)。

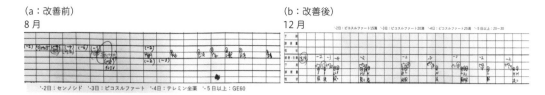

(a：改善前)　8月

(b：改善後)　12月

'-2日：センノシド　'-3日：ピコスルファート　'-4日：テレミン坐薬　'-5日以上：GE60

'-2日：ピコスルファート15滴　'-3日：ピコスルファート20滴　'-4日：ピコスルファート25滴　'-5日以上：25～30

写真1　排便コントロールによる変化（a：改善前、b：改善後）

　　しかし、認知機能と身体機能の低下が進み、食事が摂れなくなってきています。入居者の多くに見られることですが、便秘による体調の変化（不穏になり落ち着きがない、嚥下力の低下、食事量の低下）を普段から観察しておくことは重要です。介護職員との連携により改善策を検討する必要があるなど、課題は続いています。

5. 当施設で感じる課題

1 ｜ 職員の頻繁な入れ替わりによるコミュニケーションの不足

　　入職当初からいた同僚の看護師2人は退職しました。70代の看護師は「精神科訪問看護師をしたい」とのことで、60代の看護師は孫の世話のための退職でした。

　　介護職員の入れ替わりは激しく、現在、開所当時からいる職員は1人だけです。そのため、十分なコミュニケーションがとれていません。入居者の排便コントロールで悩んでいるときに、排便量のはっきりした提示ができなかったため、「うんこチーム」をつくろうと話していた時期もありましたが、他職種とどうかかわったらよいのかと考えているうちに、立ち消えになってしまいました。職員が次々辞めるのは、入居者の状態が原因なのか、雇用条件が問題なのか、まだ1人ひとりとプライベートでかかわれていない自分には理解できていません。

2 ｜ 他職種との連携・指導の難しさ

　　入居者のほとんどは、呼吸不全・心不全・脳血管障害により誤嚥性肺炎と慢性心不全を起こし、入院を繰り返すようになります。したがって、入院を避けるためには、食事介助や睡眠時における誤嚥性肺炎の防止に努める必要があります。しかし、高齢者特有の嚥下・呼吸・安静時の体位、便秘による食事摂取量の低下や嘔吐による誤嚥性肺炎を防止するための知識の共有が不足していると感じます。

　　特養では看護職と介護職の連携が欠かせません。しかし、介護職員と一緒に陰部洗浄・食事介助などの処置を行う際には看護師との技術の差を痛

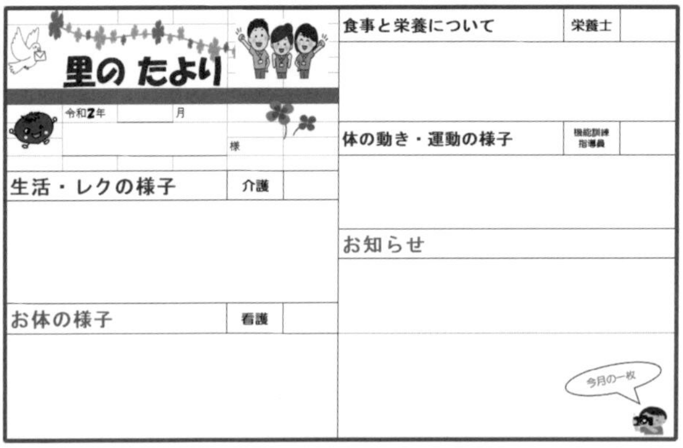

図1　里のたより

感します。月1回のフォローアップ研修で吸引指導や経管栄養指導を行っていますが、介護職からの意見として「難しい」と言われています。

　さらに、看護職の問題としても、看護師全員が同じ視点で入居者の状態を把握できていないこと、また、これまでの看護経験の違いから介護職員への指導が十分にできていない現状があり、医学的知識を共有するためのジレンマを感じています。

6. 特養での勤務を振り返って思うこと

1│いまだ課題に向き合い、模索することも

　今後さらに増加する高齢者の生活援助を、経験豊かな看護職が担うことが期待されている時代であろうと考えます。しかし、これまで「治す医療」での経験を積んできた私にとって、今は模索のときです。特養入職後は忙しい業務の傍ら、行政などが開催する研修に出席し、そこで学んだ内容を職員に伝達し、ともに学習してきました。そこには、病院勤務時代に学会発表のための研究をしていたときのようなワクワク感は感じられません。しかし、看護職としてしたいこと、やれることは限りなくあることを知る機会でもあると考えています。

　プラチナナース世代の同僚が「資格があるということはありがたいよね」と言い、夫が知人との電話で「（看護が）好きなんだろう、（妻の私が）まだ看護師をやっている」と話しているのを聞くと、少し元気になる自分もいます。しかし、自分が考えていたプラチナナースとは、家族や友人とゆっくりとした時間を持てるなど、自分にもご褒美がある姿でした。現在の状況を考えると、自分が考えていたワーク・ライフ・バランスとは少し違っているように思えます。

2│それでも看護師を続けたい理由とは

　かかわりのある往診医から「自分のポリシーとしては、高齢者に苦痛を与えたくない。そのためには、医師・看護職・介護職が連携して情報を共有し、風通しをよくして、高齢者の負担を少なくすることが必要だ」と言われたことがあります。他の施設でも実施していることと思いますが、当施設では「里のたより」という冊子を入居者の家族に毎月発送しています（図1）。看護師は医療面を担当し、往診時の医師の言葉を代弁するとともに、入居者の日々の健康状態を家族にお知らせしています。また定期的に医療機関を受診する入居者に受診時に渡す看護添書は家族にも見ていただき、情報を共有するとともに医師からの指示を理解していただいています。

　人生の最期を迎える入居者の家族にとって、それを受け止めて理解するには医師からの説明が必要で、看護師はその理解を手助けする役割があると考えます。そうしたことを行うことで、入居者家族とよい関係でありたいと思っています。そして、人生の最期を迎える「看取り」を入居者家族・スタッフとともに支えることが施設で働く自分の看護師としての使命であり、モチベーションとなっています。

　最後に、本稿の執筆に当たり、相談に乗っていただき、ご意見をいただいた訪問医の甲斐先生、施設長、同僚に感謝申し上げます。

活躍のポイント

　医療現場から介護現場にキャリアチェンジしたことが多くの学びをもたらしたようです。筆者がうまくいかないことを自分の課題であると感じているからこそ、学びになっているのだと、キャリアに対する向き合い方が現れているように思えます。まさにアンドラゴジー（大人の学び）の実践です。

　人は新たな環境においても学び続ける存在です。そのキャリアモデルとして認定したい気持ちになりました。定年退職後のキャリアイメージはさまざまではありますが、人生100年時代を生き抜くためには、一昔前の「悠々自適」ではなく、サバイバルも必要なのかもしれません。だからこそ、積み重ねてきたキャリアから自分の強みを見いだして、自分らしく生きることを大切にする必要があることを教えてもらった気がします。

（濱田安岐子）

地域の身近な相談相手としての活動

田中純子 ● 神奈川県海老名市民生委員・児童委員

1. 民生委員とは

　皆さんは、「民生委員」という名前は知っていても、「いったいどんなことをしているの？」など、地域の民生委員やその活動内容を知らないという人がほとんどではないでしょうか。

　全国に約23万人、私の住む人口13万9387人（2022年10月1日現在）の海老名市でも156人の民生委員がいます。生活上の困りごと、介護や子育てなどの相談に乗り、必要に応じて関係機関への橋渡しをして支援につなぐなど、地域ごとに配置されているボランティアです。

　私が、この民生委員・児童委員（以下、民生委員）になって9年目になります（執筆時）。民生委員の任期は1期3年間で、2022年12月に全国一斉改選が行われます。

　「民生委員」と一口に言っていますが、地域担当の「民生委員・児童委員」と、担当する区域を持たず地区の児童福祉を専門に担う「主任児童委員」がいます。

　民生委員制度は、1917（大正6）年の「済世顧問制度」が始まりで100年以上の歴史があります。役割としては、地域住民の生活状態を適切に把握し、相談・支援・助言・情報の提供にあたり、地域福祉の推進役として関係行政機関と連携、協力、橋渡しに努める、となっています。

　簡単にいえば、ご近所の方の困りごとの相談に乗って関係機関につなげる役目です。自分で解決しようと走り回るわけではありません。

　民生委員の選任要件としては「年齢30歳以上で地域の実情に精通し、社会福祉に関する理解と情熱があり、積極的に実践活動ができる人」となっています。何の資格もいりません。年齢の上限は、海老名市では数年前に撤廃されました。位置づけとしては、国（厚生労働大臣）から委嘱を受け、県と市からも委嘱状が出ます。海老名市からは、嘱託員への謝礼として毎

[略歴] 2009年さがみ生協病院・看護部長退職、2011年〜2013年海老名市病後児保育室勤務、2013年〜執筆時現在、海老名市民生委員・児童委員。

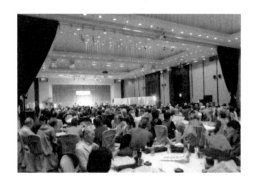

写真1 2018年「ふれあい敬老の集い」

月 10,567 円（市独自のもの、税引後）が支給されています。

1 | 海老名市における民生委員の活動

コロナ禍以前の民生委員としての私の日常は、①月1回の定例会・地区役員会で情報交換、連絡、研修会、②1人暮らしの高齢者対象の日帰りバス旅行と年末訪問、③担当地域の自治会長との懇談、④地域福祉活動として「地区社会福祉協議会」に参画、⑤年4回行われる市全体の研修会参加、⑥敬老の日近くに行われる地域自治会主催の「ふれあい敬老の集い」へのお誘いおよび当日の参加者に同行、といったものでした。特に、⑥の行事は一大イベントでした（写真1）。

コロナ禍で2年以上活動が制限されたため、当初は3期務めたら退任するつもりだったのが、どうにも不完全燃焼の心境となりました。年齢を考えると少々心配ではあるものの、あと1期を納得できるように務め上げようと決心しました。

夫には「何でそこまでやるの？　もうそろそろ引き際じゃないの？」と言われています。おそらくこの活動は私にとって、そう負担ではないし、自己満足かもしれませんが、人の役に立っているというやりがいを感じているからだと思います。

2 | 民生委員になったきっかけ

民生委員になったきっかけは、9年前の一斉改選時、自治会で新しい民生委員の選出に苦労していたことからでした。当時、自治会の役員だった夫が、安易に「うちの奥さんに聞いてみる」と話を持ち込んできました。結局、私もすぐ快諾したのですが……。

当時、常勤看護師としての仕事は定年退職し、市の子育て支援センターの病後児保育の看護師として、週1回のパート勤務をしていました。神奈川県から東京都まで孫の世話と称して週2回出かける以外には、趣味であ

るフラダンスやヨガ教室通いの日々だけで、物足りなかったのかもしれません。

かつて診療所勤務の看護師時代に、民生委員には大変お世話になっていました。通院する患者さんで、心配な方・気になる方の見守りをお願いしたり、相談に乗ってもらったりしていました。そんなことで、私にとっては結構、身近な存在だったのです。

私は九州・宮崎の出身で、当時、地元では2年前に亡くなった母が1人暮らしをしていました。すぐ近くに弟家族が住んでいましたが、「独居」ということで民生委員が気にかけてくださっていました。遠くに住む娘としてはとてもありがたい存在でした。

母を見守ってくださる民生委員の代わりに、私はご近所のご高齢の方のお世話ができたら……との気持ちなどもあり、こうした複合的な理由でお引き受けすることにしました。

2. 民生委員としての活動

1 │ 1期目の活動

1年目は、すべてが初体験で結構緊張していました。民生委員だから見守りに見落としがあってはいけないと必要以上に力が入っていました。もし、自分が気づかず孤独死を出してしまったら……などと考えてしまうのです。

コロナ禍以前は、毎年開催されていた「敬老の集い」の行事の前に担当地域の75歳以上の高齢者を全員訪問していました。情報は、市から配布される「見守り名簿」です。

私の担当地域は2021年時点で194人の後期高齢者が居住しています。毎年5人ぐらいの増加率で、訪問件数としては140件です（**写真2**）。

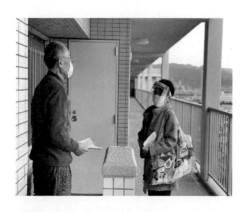

写真2 コロナ禍での訪問の様子

「敬老の集いへのお誘いをする」という目的があるのですが、夏季の訪問なので大変だという民生委員の声もあります。しかし、このお誘い訪問により、全員の方と一度は顔を合わせることができるのです。

訪問してやり取りをした際に、認知症の初期症状ではないかと心配になった方がおり、地域包括支援センターにつないだ事例もありました。

前述のように民生委員は1期3年間の任期となっています。3年は長すぎるとの声もあります。ただ1年目はすべてが初めての体験で、2年目になってやっと緊張がとれ、落ち着いて余計な心配をすることなく動けるようになります。3年目ぐらいにやっと地域の方に顔を覚えてもらえ、相談事などもされるようになります。ようやく民生委員として活動できている気がして、やりがいを感じるようになってきました。やはり、3年ぐらいの期間が必要なのだと思います。

2 │ 傾聴ボランティア活動の活用

私は今「傾聴」のボランティア活動もしています。現役看護師のときから、特に在宅医療にかかわっていたときから「介護者の話をゆっくり聞けたら……」と思っていました。しかし、現実の往診では慌ただしく、「また来ますね。お大事に！」と言葉をかけるのが精一杯の日々でした。

11年前に傾聴ボランティア養成講座を受講し、サークルに所属して活動しています。活動場所は個人宅や高齢者施設で、ほとんど高齢の方が対象です。施設には認知症の方も多く、昔の話題などを持ちかけると生き生きとお話しされます。

「傾聴」の勉強は毎月のサークル定例会で現在も続けています。この「傾聴」の学びが、民生委員活動にとても役立っています。見守り対象の1人暮らしの高齢者は、普段話し相手が少ないこともあり、民生委員として訪問するとよくお話しされます。

こんなときは、傾聴モードでお話をうかがうようにしています。

3 │ ほかの民生委員について

現在、私の地区の民生委員は26名おり、うち2名は主任児童委員です。地区民生委員の26名中、元看護師や現役看護師が4名います。元教師という方も多いのではないかと思います。どちらも仕事柄、人と接することが多い職業なので、初めてお会いする人と話すことに慣れているのかもしれません。私の看護学生時代の同級生も、今、九州で民生委員をしており、クラス会で再会したときにこのことが話題になったこともありました。彼女は頼まれたら断れなくなって引き受けてしまったと言っていました。

看護師でなくても、ほとんどの民生委員は断れずに引き受けた人たちが

多いようです。そんな中で、看護師だったことが役に立つ場面は多いと感じます。たとえば高齢者の場合、身体の不調を訴える方が多く、病気のことを理解していると正しく共感できるので、信頼してもらえる上、「何でわかるの？」と聞かれたりします。場合によっては「看護師だったんですよ」とお伝えすると納得されたりします。

民生委員として、地域の方に信頼してもらえることは一番重要なことではないかと思います。

3. 民生委員という役目を引き受けるにあたって

民生委員になると、自分の生活が制限されるのでなかなか引き受けられないという話を耳にします。また、「災害時には何はさておき駆けつけて救助に協力しなければいけないんでしょ？」と聞かれたこともありました。

たしかに、会議や行事で時間は取られますので、フルタイムで仕事に就いている人には難しいかもしれません。そういう意味では、仕事をリタイアした方にお勧めです。

ただし、すべての時間を活動に費やすわけではないので、時期を選べば海外旅行もできますし、自分の趣味の時間も確保できます。

災害発生時の民生委員の行動としては、まずは自分自身と家族の安全確保をした後、要支援者等の安否確認を行うように指導されています。

よく新聞等で、民生委員が助けに行った行動が過度に美化されて報道されることがあります。しかし、民生委員は特別な訓練を受けているわけではないので、助けを求められた場合には、自分が行動せず、まずは市の危機管理課や消防署、警察署等に連絡を入れることになっています。

そのためには、日ごろから訪問等を通して危険場所のチェックや避難場所の確認、要支援者や援護者の情報確認、関係づくりを行っておくことが必要とされています。

民生委員の欠員が生じている地域も出ているようです。海老名市では、2022年12月の改選に向けて3月の広報誌で民生委員の紹介と、「活動に興味のある方は連絡ください」との募集をしていました（図1）。

健康で、ボランティア精神にあふれた方ならどなたでもできる活動ですし、研修が充実しているので、必要な知識は任命後に得られます。仲間がいて相談もできるし、何より知り合いが増え、新しい世界が広がり、地域で生き生きと生活している充足感があります。

定年後に今のような生活をしているとは予想もしていませんでしたが、私自身は自分で納得できる人生を送っています。

今、振り返ってみて思うのは、あと3年早く民生委員になっていたら年

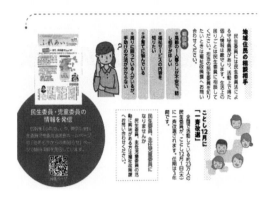

図1 広報えびな（海老名市広報誌・海老名市提供）

齢を気にすることなく活動ができたのに……ということです。

　あと3年半の任期です。幸いにも元気な毎日を過ごせているので、この任期を全うできることを願っています。

活躍のポイント

　こんなにも重要な仕事がボランティアであることに驚きを隠せない私ですが、それでも、ボランティアだからこそその価値なのかもしれません。仕事ではなくボランティアだからこそ、自分が取り組みたいと思う人には民生委員という名前のキャリアが切り拓かれそうです。キャリアとは賃金が発生する仕事という意味ではなく、過去の経験の積み重ねを指します。

　これからさらに加速する超高齢社会では、地域で暮らす高齢者を見守る存在は大変重要であり、それが看護師であれば、多いであろう体調不良を訴える高齢者に共感しつつ、寄り添うこともできるのかもしれません。資格がなくてもできる「ご近所さん」が役割を担うからこそ、見守りになるのだと思いました。　　　　　　　　　　（濱田安岐子）

学び直しを経て住民の健康相談に寄り添う

川合榮子 ● オレンジカフェ「つなぐ」代表／看護師

1. 病院勤務の引退後、「セカンドステージ大学」へ入学

　満65歳1カ月で看護師として常勤の勤務を終えました。もっと続けてとの周囲の声に応えず病院を辞めた理由は、同時期に定年を迎えた主人の世話に専念すること（共稼ぎの生活から残りの人生を一緒に過ごすという意味ですが）、2人目の孫が生まれること、すでに次の看護管理者のめどが立っていたことなどでした。同じ組織で長く管理をし続けることはスタッフからの忖度などの弊害も起きるのではないかと副院長就任から5年くらいで辞めることを目標にしていたこともありました。たくさんのスタッフに送別会を開いていただき、帰りの車は私の大好きな花でいっぱいでした。いろいろな苦労はあっても過ぎたことはみんなよい思い出になるものです。

　家のリフォームや整理などが終わってみると、無職の自分に対して「毎日、目的もなく暮らすの？」などと思い、今までできなかったことをしてみようと、カルチャースクールで俳句や着付けなどを習ってみましたが、満足感を得ることはできませんでした。そんなとき、毎日くまなく読んでいた新聞で「立教大学セカンドステージ大学*1 生徒募集」の文字が目に留まったのです。カリキュラムの中にあった「自分史作成」というタイトルも気になりました。そこで学び直しのキャンパスライフを経験してみようと出願してみました。

1 │ 「寄り添う」をテーマに論文を作成する

　私の極めたいテーマは「寄り添う」でした。"寄り添う"とは、看護では目標の「代名詞」のように使われ、政治家なども簡単に口にしている言葉

＊1：2008年に立教大学が50歳以上を対象に創設した学びの場。人文学的教養の修得を基本とし、「学び直し」「再チャレンジ」「異世代共学」を目的としている。

[略歴] 1970年福島県立看護専門学校を卒業。1983年国立がんセンターより国立病院看護婦長に昇任。1995年国立リハビリテーションセンターに出向（副看護部長）、1997年社会保険都南総合病院看護部長、2003年東京北社会保険病院（現・東京北医療センター）看護部長、2010年台東区立台東病院看護部長副院長、2014年に退職。

ですが、本当に寄り添うということはどのようなことなのかを考えてみようと思ったのです。さらに、このテーマを論文としてまとめるにあたり、「認知症ケア」を土台に置きました。それは、実践での疑問が大きかったからともいえます。義母の看取りや仕事の中で、私はこれまで患者や周囲の方に寄り添ってこられたのかということです。

2 | デイサービスでもケアを学び直す

立教大学の素敵なキャンパスで大学生として若い気分に戻り、他者の意見も多く聞くことができ、大いなる学びになったと思っています。ゼミ仲間との話し合い、講義の聴講など新鮮な1年間でした。

実際の認知症ケアを見てみるために、地域の「デイサービス（通所介護）」に週2日のアルバイトにも行きました。学問的にはわかっていても車いすの方のトイレ動作介助など実際にはすぐに完璧にできるものではありません。ゼミの仲間たちから「川合さんの入学当初の傲慢な態度が取れてきたよ」と伝えられたときに、1人の人として裃を脱ぎ、その道のプロに学び直すことと素直さの重要性を改めて感じました。

8カ月間、学生とアルバイトと家庭生活をこなす日々は、多忙でありながら充実していました。その間、認知症サポーター養成講習会への参加や、地域市議会の高齢者問題分科会も傍聴させていただき、認知症本人による講演も聞くなどして、論文をまとめていきました。課外授業ではサービス付き高齢者向け住宅も見学し、意思を持って入居している方の人生終末期の考え方に触れました。学内講義では労働問題、福祉、哲学、ノーマライゼーションなどについて聴講、特に秋山正子先生[*2]の講義では、次のステージに行くための多くの気づきを得ました。大学の図書館も利用できたので、「寄り添う」のキーワードで参考書籍も借り、論文を完成させました。

セカンドステージ大学の修業年限は1年間ですが、次の年の夏も聴講生として通わせていただきました。今でも聴講生として通学している多数の同期がいると聞いています。私にも毎年、通知は来ますが、今は聴講していません。

3 | 学んだことを形にしたい

セカンドステージ大学の卒業後は以前勤めていた施設や、知り合いの施設から非常勤で看護管理者の補佐を依頼され、勤務しました。看護管理者の代行業務はさまざまな知識の交換にもなりました。

非常勤看護管理者としての最後の業務は介護老人保健施設の立ち上げで

3

キャリア後期のさまざまな活動例

＊2：「暮らしの保健室」室長、認定NPO法人「マギーズ東京」センター長。

した。施設に入っている方たちは満足なケアが受けられ、本当に寄り添ってもらえていたのか、高齢者の望むケアプランが立案され、希望が叶えられているのか、大きな疑問がありました。現在の高齢者福祉施設では「経営」という名のもと、介護人員も働く職員もすべて施設規模により決定されているために、質のよいケアは働く人の努力により左右されています。介護従事者の生活の充実はもちろん大切ですが、ただ賃金を上げさえすれば良質のケアができるだろうか、また、その給料分の財源は誰が払うことになるか——等々、さまざまな疑問も生じた期間でした。私は常に、施設のケアの質は「人」で決まると思っています。よいケアを実践するためには何が大切か。改めて組織リーダーの看護・介護理念、働く人たちをどう見ているかが大切なことではないかと感じました。

　最後の非常勤勤務を終えるころまでに自身の白内障や下肢静脈瘤の治療も終えて、体調の不安もなく、講義で出会った秋山正子先生の「暮らしの保健室」の活動に刺激を受けて、学んだことを形にしたい、自分も起業しようと思ったのが「オレンジカフェ（認知症カフェ）」でした。

2. オレンジカフェ開設まで

　市役所に、開設までに必要な制約や準備事項などを尋ねて、動き始めました。越谷市の場合、「地域福祉推進員」*3 でなければその任にはつけないということで研修に参加し、資格を取得しました。

　次に場所探しです。当初は地域に根差してゆくために自治会会館を提供していただこうかと考えましたが、すでに「ふれあい教室」という別の集まりもあったことと、道路に面して誰でも立ち寄れる場所がよいという考えから、近所のウエルシア薬局内の一角*4 を選びました。ウエルシア薬局では売り上げの1％を地域に還元するという経営理念によりスペースの無償使用が可能とのことで、スペース内にあった1枚の申込書から使用許可を取り付けました。同じ場所で地域包括支援センターも高齢者向けの勉強会を開催していたので後押しもいただけて、スムーズに運びました。一方、自治会に協力していただくことは少し骨が折れました。まだ実績のない活動であったため、自治会役員全員の了解を得ることの難しさを感じました。市役所への許可を取るための規約作成も大変でした。

　宣伝にあたってはポスターを作製し、自治会回覧板での配布や、地域の掲示板に貼ることもお願いしました（図1）。スタッフは、資料を提供してくれた友人、一緒にカフェの名前を考え協力してくれた旧知の看護師、近

---

*3：地域における住民の困りごとを、見守り活動や声かけを通して早期発見するボランティア。
*4：「ウエルカフェ」と呼ばれるフリースペース。

所の福祉施設で働く看護師、過去の勤務施設の介護福祉士の4人です。手づくりでお揃いのオレンジのエプロンも準備しました。こうして市役所や地域包括支援センターの指導協力も得て、2019年12月11日に第1回「オレンジカフェ『つなぐ』」が始まりました。

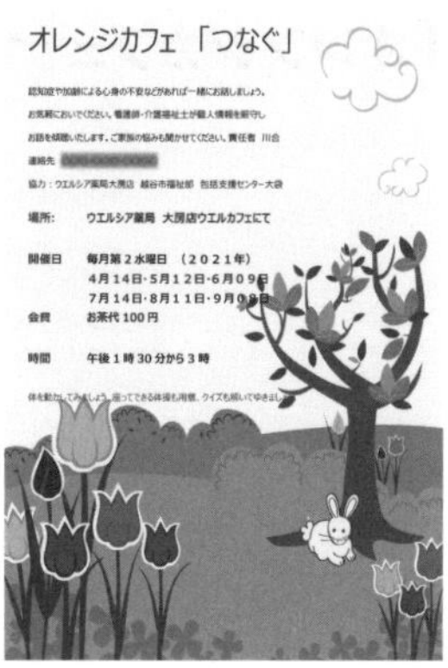

図1　オレンジカフェのポスター

3. 開設後は継続と口コミを大切に

　　毎月第2水曜日の午後を開催日としましたが、すぐに地域に認知されるのはとても困難です。相談者は自分が認知症だと自覚していることも少ないですし、家族もやっとの思いでたどり着く。そのような日々が続き、2020年のコロナ騒動に入ってゆきます。相談者が来ない場合にはカフェで留守番もしましたが、忍耐、継続こそ力だと、コロナ騒動の中でも毎月1回も休まず、相談者を待ちました。また、ポスターの文言を認知症から健康問題まで広げ、なんでも相談してよいという趣旨に変えてみたところ、回覧板が回った月は最高で6人くらいの相談者がお見えになりました。

　相談者が来るのはスタッフが1人でいるときが多く、ゆっくり向き合って話すことができています。カフェのスペースの面積は6畳くらいで、近くにATMも設置されているため人の出入りも気になりますが、コロナ時代は「密」にならない対応が適切と思って継続しています。市役所の福祉担当者には「いろいろな形のカフェがあってよい」と言っていただき、心を落ち着かせています。地域の看護師たちが見学に来たときは、このような介護問題になぜ看護師が取り組んでいるのかと質問され、看護師だからこそ傾聴できることがあると答えました。

　執筆時の現在は、地域で開かれているオレンジカフェ事業（社会福祉協議会の主催）2カ所のサポートもしています。身体の仕組み、病気の成り立ち、病院のかかり方等の質問をされることがあります。人の名前は思い出しにくくなっても、検査の正常値、疾患の病態生理などは忘れないものです。

　口コミで相談の電話が入るときもあります。社会福祉協議会によるオレンジカフェ会場は、その施設の定休日以外は毎日「ふらっと」という名称で高齢者が気軽に立ち寄れる場を提供しているため、月に一度の相談日でまかなえない場合、その場を借りて相談に乗っています。看護職員採用面接で培った人間観察力が大いに役に立っていると思っています。

4. 「オレンジカフェ『つなぐ』」の相談内容

　　認知症相談の大切なことは初期の当事者の変化や不安に気づき、悪化を先延ばしできるようにすることです。「（ご家族が）デイサービスなどの施設に行きたがらない」というものも多い相談です。

　　このところの相談で気がかりな内容は「家族内孤独」です。一人暮らしではないのに孤独だというものです。自分の居場所が家族名義の所有になったり、役割がなくなったりして孤立してしまったという地域住民が多くなっています。また、高齢女性の一人暮らしの相談が増えています。自分が老いてゆくにあたり、どう過ごせばよいのか、健康で自分らしく生きてゆくには——これは私自身にも与えられている老いの課題です。ほかには肉親の喪失、働きすぎで心が壊れてしまった方など、さまざまな人生の悩みを聴くことを大切にしています。孤独の回避が重要です。近頃は口コミで「『話を聞いてくれるところがあるよ』と聞いて来ました」と、今までの生き方を一気に話して帰る方もいます。

　　家族の認知症相談には地域包括支援センターにつなぎ、連携しています。ほかの2カ所のカフェでは認知症の予防的運動や頭の体操を主としてクイズなどを実施しておりますが、基本として人と触れ合う、行く場所がある、なすべき用事があるといった"普通の幸せ"を少しでも長くできるような支援を心掛けています。いわゆる「今日も行くところがある（きょういく）」と「今日も用事がある（きょうよう）」を促すのです。今後「つなぐ」は現在よりも広い場所で、さらに月1回開催ではなく、いつでも待っている、そのようなカフェができないかと思っています。

5. 自分の培ったものを周囲のために役立てる

　　2022年の年賀状の中に恩師の女医さんから、もう年なので最後の年賀状にしたいが、「川合さんの人生を捻じ曲げたのではないか、謝りたい」と書いてありました。その先生が、かつて私を社会保険病院の看護部長に推薦されたことのようでした。人生は人との出会いから始まります。病院勤務時代、新病院立ち上げという看護人生で誰もが経験するものではない一大事業を2度経験させていただきました。やってみたいという度胸があったとしか言いようがありません。その先生は「最後まで決して患者を見放さない」信念を持っておられ、尊敬している方が後押ししてくれたのも決断を助けました。生意気な自分もいましたが、今思えば多くの人に支えられ存在できたと思いますし、その都度、悩みながら自己決定してきたのです。そして多くの方からいただいた教えを何か人の役に立てたいと考

えたことが「カフェ」の始まりでした。

　とにかく行動してみる、それが第一歩だと思います。ほんの少しのお節介が役に立ちますし、助けてくれる人はたくさんいます。私も、これからも人の話に耳を傾け、話を聞いてほしいという方たちに寄り添っていきます。高齢社会を生きてゆくために何かを励みに、自分の培ってきたものを社会にお返ししたいと思うのです。筋トレは週３回と、自身の足の虚弱防止にも努め、体調を快適にすることで心の健康も心掛けています。看護師になろうと思った初心を忘れず、「自分の天職」と言い切った自分にまだまだ続けられるかと問い続けたいのです。

＊

　京都・永観堂の「横向き観音（みかえり阿弥陀）様」についての本を読みました。なぜ横を向いているのか。その御心は、禅林寺住持を務めた僧侶永観の「みな人を渡さんと思う心こそ極楽にゆくしるべなりけれ」という和歌に表れているそうです。曰く、「自分より遅れる者たちを待つ姿勢」「自分自身の位置をかえりみる姿勢」「愛や情けをかける姿勢」「思いやり深く周囲を見つめる姿勢」「衆生とともに正しく前へ進むためのリーダーの把握のふりむき」という意味です。正面から人々の心を受けとめても、なお、正面に回れない人のことを案じている心を表しているそうです。他を利することが自分を利することになると思います。

　本書を読まれる方は立場上、リーダーの職位にある方も多くいらっしゃることでしょう。皆さん自身も笑顔が続けられるよう、世の中に生きがいを見出していただければ幸いです。常に周囲を見られる人であるように祈念いたします。

　余力を見つけ、自分の培ったものを誰かの役に立ててください。

活躍のポイント

　自身の人生のテーマにかかわる「寄り添う」というキーワードを手がかりに、定年退職という人生の転機を経験したプロセスがわかります。川合さんの場合、転機のキャリアデザインを、ウィリアム・ブリッジズのトランジション理論でいう「ニュートラル」期間に大学の講義を受講することで学び直しの期間を経て、次の自分の人生を歩むステージへと移行していきました。

　ニュートラル期間とは十分に自分自身と向き合う期間であり、その期間がなければ転機をうまく乗り越えることができないと言います。自分らしさとは自分が大切にしたいことを大切にしながら生きていくことだと思います。すると、誰かにさせられているような"やらされ感"ではなく、自分の人生を歩んでいるのだという実感が伴います。キャリアデザインの重要性を示唆いただけた事例でした。　　　　　　　　　　（濱田安岐子）

「フリーランスの認定看護師」として 地域の感染管理に貢献

平岡広美 ● 公益社団法人徳島県看護協会 AWA ナース / 感染管理認定看護師

1. 「Active Working Action Nurse」（以下：AWA ナース）について

　　AWA ナースとは[1]、看護業務に精通した退職後または退職間近の看護職のことです。「業務に精通した」とは、徳島県看護協会主催の研修等を受講、または在職中に力量を発揮していたことを指します。

　　徳島県看護協会では 2017 年度から、徳島県の委託を受け「AWA ナースサポートセンター事業」を実施しています。AWA ナースサポートセンターに登録した AWA ナースに活躍できる場を提供することで、看護職の生涯活躍を支援し、地域における看護の質向上、人材不足の緩和をはかることを目的[2]とし、サポートを希望する医療・介護施設等と AWA ナースとのコーディネートをしています。2021 年度のサポート件数は 29 件、活躍した AWA ナースは延べ 154 名*1 です。

2. キャリア初期から病院退職後の活動を検討

　　私は看護師になった頃、30 歳までに出産を終え、子どもの独立後は看護師以外のことも楽しめるように体力的にも余力を残し、55 歳前後を退職時期にしようと考えていました。

　　30 代中頃には、どのような看護がしたいのか、また、退職後も踏まえ将来的に看護師としてどのような働き方をしたいのか、自分から「看護師」を取ると何ができるのかと悩みました。

　　感染対策委員になり感染管理に関心が高まった 40 歳頃、認定看護師になれば資格を仕事に活かし病院に貢献できる、退職後の働き方の幅も広が

---

*1：一般業務延べ 37 名（施設内業務、感染予防対策研修、健診業務、イベントの救護、介護認定審査会委員）、新型コロナウイルス感染症関連業務等延べ 117 名。

［略歴］1985 年、地元の徳島県立三好病院に就職。44 歳で感染管理認定看護師資格を取得、47 歳より感染管理に専従。2019 年に臨時職員として後任のサポートにあたり、2020 年に 56 歳で退職。同年 8 月からフリーランスで働く。

ると思うようになり、認定看護師の道を選んだことは、人生のターニングポイントでした。実際に認定看護師になったことで、視野や人脈が広がりました。それまでは部署のスタッフ目線でしたが、病院や地域を俯瞰的に見るようになり、それに応じてかかわる人も病院内から地域、多職種の人々まで広がりました。今も、在職中の出会いがとても役に立っています。

　50歳前から、退職後には好きなことで収入を得られないかと探し始めました。地元や自然が好きなのでジオガイド*2をしたり、発酵料理や植物を日々の生活の中に活かし、自然を感じながら手間ひまをかける暮らしがしたいと思い、55歳頃から関連のセミナー受講や資格取得などに励むようになりました。感染管理認定看護師の仕事も好きですので、自分や家族との時間を優先できるように、病院などには所属せずフリーランスとしてこれらの資格を活かすことにしました。

　退職した2020年3月は、新型コロナウイルス感染症のパンデミックが起こり、感染症指定医療機関として対応に追われている最中でした。前述のように、退職後は病院や施設関係への再就職はせず、まず看護職以外の分野で収入を得る基盤をつくりたいと考えていました。感染症の話題を耳にすると、病院や介護現場のことを考えてしまうため、情報からはできるだけ遠ざかっていましたが、6月になり、テレビから「看護師の皆さんありがとう」という声を聞くたびに、必要とされる資格を持ちながら家にいて何もしていない自分に罪悪感を感じるようになりました。しかし「就職」はしたくない。そんなときに徳島県看護協会から、AWAナースとして「児童養護施設等感染症対応力底上げ事業」に携わってほしいと声をかけていただき、喜んで登録しました。実は、退職後、AWAナースの登録用紙の発送を忘れていたのです。

3. 現在の活動

1 ｜ AWAナース「児童養護施設等感染症対応力底上げ事業」

　2020年8月から私が最も力を入れている活動です。この事業の目的[3]は、児童養護施設等の職員の業務負担軽減や感染症対応力の底上げを支援することです。新型コロナウイルス感染症が流行する中、児童養護施設等には適切な感染対策をした上での事業継続が求められていますが、職員は感染予防のための十分な知識がなく、また標準予防策を必ずしも習得しておらず不安や疑問を抱えて業務にあたっており、精神的にも多大な負担となっ

---

*2：ジオパークを訪れた人に、地質・地形や地域の自然環境・生態系・歴史・文化などについて案内する人。ジオパークとは地質・地形学的に価値があるとユネスコにより認定された地域のことで、徳島県三好市は日本ジオパーク認定をめざしている。

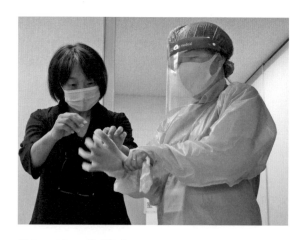

写真1 PPEの着脱指導

ています。そこで、医療や感染症の知識を持つ看護師を定期的に派遣し、感染予防対策の助言指導や相談窓口となる事業です。

業務内容は、訪問や電話による助言・指導、相談対応、マニュアル作成、緊急時の対応など。県内の児童福祉施設12施設をAWAナース9名で分担しています。2021年度は主に児童養護施設と一時保護所の支援にあたりました。児童養護施設は、子どもが安心して過ごせる「家庭」のような存在ですが、集団生活であるため1名の感染発生からクラスターにつながるリスクがあり、職員は子どもを守るために必死です。しかし、日々の業務に追われながら、刻々と変わる新型コロナウイルス感染症対策について正しい情報収集を行い、行政から届く通知文書を十分理解し、自施設の対策に落とし込むのは至難の業です。どの施設も、「自分たちの対策が正しいのかどうかわからない」「発生時のイメージができない」と不安を口にされ、看護師の力が必要だと思いました。

訪問は2名以上で行い、日程や内容などは施設からの要望に合わせます。最も依頼が多い施設は、1〜2カ月に1回、1回につき2〜3時間訪問、園長はじめ各部署の代表者が集まり、意見交換や相談、マニュアルの見直しなどをしました。体調不良時の対応、持込防止対策の「健康チェック表」の作成提案、環境整備、濃厚接触者・陽性者発生時の対応、ゾーニング、PPEの着脱訓練、手指衛生チェックなどについて研修や相談を繰り返し行いました（写真1・2）。

ユニットの子どもや職員が濃厚接触者となり、子どもの自室隔離など行動制限が長期になるにつれ、メンタルへの深刻な影響もありました。また、濃厚接触者の職員が自身の家族と距離を置いて、同じく濃厚接触者の子どもたちを担当し、緊張や不安、孤独感を感じる中、「職場で出される温かい食事に心が癒やされ、とても嬉しかった」と涙を流すこともありました。

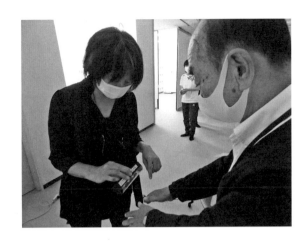

写真2 手指衛生チェック

感染対策はメンタルに強い影響を与えてしまう——感染拡大を防ぐことだけに目を奪われ、心を置き去りにした対策にならないように注意が必要だと痛感しました。

　この施設は困ったことがあると、すぐに部署から電話をくれます。緊急時には訪問もしました。2022年3月にはZoomによる全部署参加の相談会を行いました。介入開始から1年半が経過し（執筆時）、知識もつき、一通りの経験を積んで来たので、これからは、まず自施設で検討してから電話をいただくよう、知識を実践につなぎ自走できることを目的にした支援へシフトチェンジしました。

2 ｜ 新型コロナウイルス感染症などの感染対策に関する研修会の講師

　これが最も多い依頼です。主にAWAナースサポートセンター、徳島県看護協会から依頼があります。また、日本看護協会を通して、感染症対策のための「実地での研修」[*3]の講師募集があり、応募しました。

　2021年度の実施内訳は、徳島市学童保育クラブ指導員、放課後等デイサービス、特別支援学校看護師および養護教諭、指定障がい者福祉サービス事業所、老人福祉施設や在宅看護、訪問看護、IHEAT[*4]研修会、高齢者健康教室など計14回です。

　研修会は、講演時間に1時間～1時間30分、当日の打ち合わせや質問などに約1時間を要します。依頼元の経営母体、施設管理者の考え方、サービス内容、立地、設備構造、職員雇用形態などに違いがあるので、先入観で机上の空論にならないよう、依頼を受けた際は事前にごあいさつの電話

[*3]：厚生労働省の事業。感染症の専門家（感染管理認定看護師・感染症看護専門看護師）を介護保険施設や介護事業所に派遣し、感染対策について指導・助言を行う。

[*4]：新型コロナウイルス感染症等に係る対応人材（Infectious disease Health Emergency Assistance Team）。保健所等で積極的疫学調査を中心とした業務を支援する外部の専門職。

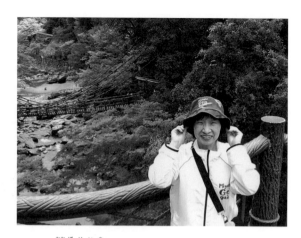

写真 3 大歩危祖谷（おおぼけいや）の自然と暮らしを案内する

を入れ、話を伺います。話をすることで親近感もわきます。研修会への具体的な要望や悩みを聴いたり、間取りや職員・利用者の状況、現在の対策等を把握します。その後、メールで打ち合わせし、要望に沿った研修や施設に合ったベストな提案ができるように準備します。私の知識・経験不足で状況を判断できない施設などについては、より実際に即した提案ができるように事前、もしくは当日に施設見学をさせていただきます。放課後等デイサービス、就労支援施設、特別支援学校などは未知の分野でしたので事前訪問をしました。

　研修場所は徳島県内が主ですが、「実地での研修」では、香川県・高知県にも伺いました。ご依頼があればどこにでも伺うようにしています。ご依頼の多くは、初めての施設（土地）から来ます。フリーランスのよさを活かし、日程調整をしてプチ旅行気分を味わい、リフレッシュをしています。

3 │ その他

　スポーツイベント救護、新型コロナウイルスワクチン接種業務（3市町）、前述の IHEAT にも携わっています。

　IHEAT には、在職中にお世話になった保健所の皆様に少しでも恩返しができればとの思いで登録し、2022 年 1 月から時々、保健所で積極的疫学調査等に携わっています。地域と行政の連携や保健所業務を知り、住民の声を聴くことができ、大変参考になります。

　看護職以外には、地元の「みよしジオガイドの会」のジオガイドで少し収入を得ています（写真 3）。新規ツアーガイドを開拓しながら、自己研鑽、スキルアップに努めています。

4. 活動を続けるためのポイント

1 │ 大切にしているのは人のつながり

　一緒に働く方や、依頼先の方に対し、相手の気持ちを思いはかり感謝の気持ちを伝えるように心がけています。例えば依頼を受けた施設には、お礼のメールや、その後も適宜、情報提供しています。フリーランスなので、徳島県看護協会やAWAナースサポートセンター、保健所の方、そして一緒に活動するAWAナースは、いつもサポートしてくださる、とても頼りになる存在です。

2 │ 最新の知見や地域の情報収集・自己研鑽

　講師や相談対応を務めるには、最新情報やコンサルテーション、伝える技術等のスキルアップは不可欠です。そのために一緒に活動するAWAナースや感染管理認定看護師の仲間との情報共有はとても重要です。自身のスキルをブラッシュアップするための自己研鑽・自己啓発は自身への投資です。ときには収入より投資が多くなることもあり、本棚にセルフマネジメントや身体メンテナンス関係の本が並んでいます……。もちろん、身体も大切な資本です。

3 │ 主な収入と、確定申告対策

　自分の時間を優先したいのでフリーランスの道を選びました。現在の収入は主に看護師としての活動によるものです。コロナ禍による看護師需要の高まりと行動制限等により、ジオガイド活動や他の資格取得・スキルアップが進まなかったからです。

　退職して初めて経験したのが2020年度分の確定申告です。言葉の意味もわからず慌てて勉強しました。2021年度は依頼元に講師謝金については税抜額の提示と支払証書作成をお願いし、必要経費の領収書も保管、e-Tax^{イータックス}*5 を利用してWeb申請をしました。

4 │ 家族のこと、親の介護

　私は、夫と父の3人暮らしで、2人の子どもは香川県に住んでいます。「もうすぐ子どもも独立するから」と退職を現実的に考えたころ、突然、息子が大学院進学を希望したので内心青ざめました。半年で退学して就職したのでホッとしました。

　娘が第3子を望んでいたため、退職後に応援することを約束し、楽しみ

＊5：Web上から国税申告等の手続きができるシステム（https://www.e-tax.nta.go.jp/）

にしていました。想定外だったのは、その娘が切迫流産・切迫早産となり、泊まり込みで孫2人の世話が必要になったことです。時を同じくして、父の手術・入退院の繰り返し・介護、看護師（研修会講師）・ジオガイドの繁忙期が重なったのです。ジオガイドの仕事は交代を頼みましたが、研修会は準備も講演も代わりはいません。フリーランスのメリットは、仕事はプライベートとのバランスをとって入れやすいこと、デメリットは、依頼にできるだけ応えようとしてスケジュールが過密になりやすいことです。また、家族の病気など急な用事ができたときに、講師等の場合は交代が難しいので家族で協力して乗り切っています。

　50代前後から親の介護が始まることも多く、介護のために早期退職される例もあります。今、問題はなくても急にやってくる介護対策（例えば、介護サービスについて調べたり、自宅のバリアフリーを検討したり、断捨離®など）も考えておくとよいでしょう。

5. 日常生活の中にある「基本」を大切に

　感染対策については困りごとがあっても言えない人、リスクに気がついていない人・施設、エビデンスに基づいていない対策などの課題がたくさんあります。一方、日本では幼少時から、外から帰ったり食事やトイレの際の手洗い・うがい、咳やくしゃみが出るときは口を覆う、ハンカチの貸し借りはしないと習ったり、食事では取り箸を使う等の習慣があります。感染対策は特別なことではなく、日常生活の中に基本があります。病院や施設はもとより、あらゆる人や場所の中にも基本はあります。ただ、同じことでも家族構成や間取りが違えば動線も方法も異なるように、対策のバリエーションを求められるのです。

　未病のうちから健康に気をつけるように、感染対策も普段からの予防が大切です。子どもからシニアの方に、あらゆる生活の場所にその思いを届け、力になりたい。人、時、場所に合わせ、暮らしに寄り添う感染管理認定看護師として活動していきたいと思います。

　認定看護師は5年ごとの更新が必要です。2028年の更新時には、既定の活動時間が足りない可能性もありますが、看護師資格は生涯現役です。やりたいと思う気持ちがあれば無理せず、できるときにできることを続けていきたいと思います。人の生活の中に看護があります。田舎であっても、看護師の働き方は、時間、場所、業務内容などにより、ご自身のライフスタイルに合った方法を見つけることができることでしょう。

　人生は一度です。どんな経験も宝です。やらない後悔はしたくない、やってみてうまくいかなければ修正すればよい、必要なのは自分が生きたい景

色をイメージして一歩踏み出すことです。年齢を重ねることは経験を重ねることであり、素敵なことだと思います。その年齢になったから、そこに立って初めてわかることや見える景色があります。皆さんも、どんな景色が見えるか楽しみにしませんか。

引用文献
1 ）徳島県看護協会：AWA ナースサポートセンター事業のご案内, 徳島県看護協会公式ホームページ. (https://tokushima-kangokyokai.or.jp/wp-content/themes/tokuna/assets/download/awanurse.pdf?1558926457) ［2022.10.27 確認］
2 ）徳島県看護協会：AWA ナースサポートセンター事業の流れ, 徳島県看護協会公式ホームページ (https://tokushima-kangokyokai.or.jp/nursecenter/awanurse/awanurse-flow/) ［2022.10.27 確認］
3 ）徳島県．公益社団法人徳島県看護協会：令和 2 年度児童養護施設等感染症対応力底上げ事業報告書. p.3-4, 2021.

活躍のポイント

　日本看護協会の認定する認定看護師資格の活用は、活動時の大きな後押しとなることを示す好事例だと思いました。看護職は勉強や資格取得が好きな傾向にあり、さまざまな資格取得を考えますが、看護職として活躍するのであれば、やはり職能団体の認定する資格が最強なのだと実感します。

　自分の時間を大切にしたいという思いがありつつ、独立が新型コロナウイルス感染症のパンデミックと重なったことで、忙しい日々を送られているようですが、それがまた看護職として社会貢献をしているやりがいや実感につながっているのではないでしょうか。このような、看護職として求められたら使命感を持って活動したいと思えることが、その人の価値を高めていくのだと感じられます。　　　　　　　　　　　　　（濱田安岐子）

「女性の一生の健康を支える」を
助産師の一生の仕事とする

佐藤みはる ● 助産院ハイジア院長

1. 助産院ハイジアの概要

ハイジアは、「更年期も更年期以降も女性には健康で、イキイキと活躍してほしい」という願いの下、2013年に開業し、女性の健康、特に更年期に関する相談・講座・講演・講義を行っています。2016年より更年期に関する人材を育成するためにウィメンズヘルスアドバイザー®の資格[*1]認定講座を開設。個人事業としての約10年の活動を経て2022年1月に助産院を開院し、更年期だけでなく女性の一生の健康を支援し、「すべての人が女性の健康について知識を持ち、生涯健康で自分らしく生きることのできる社会の実現」をめざして活動をしています。

2. 早期退職して起業した理由

私は助産師として大学病院で長く勤務をしていました。ところが自分が更年期を迎えたとき、多くの女性が更年期に関する知識や情報がなく、相談の場もなく戸惑っていることに気づきました。

助産師には「女性の一生の健康を支える」という役割があります。また「セクシャルリプロダクティブ・ヘルス／ライツ」を推進する当事者でもあります。しかし現状は、助産師は病院勤務が多く、出産・新生児にかかわる仕事が主で、思春期や更年期女性へのヘルスケアはほとんど提供できていません。

あらためて更年期のことを学ぶと、女性が働き続けるためにも、または健康寿命を延ばすためにも、更年期に関するヘルスケアの充実は非常に重

＊1：更年期を支援するための民間資格

[略歴] 1979年北海道大学医学部附属看護学校卒業、1980年北海道立衛生学院助産科卒業、札幌医科大学附属病院に勤務しながら、1987年北海学園大学経済学部経営学科卒業、産科周産期科・婦人科看護師長、認定看護管理者教育課程セカンドレベル修了。2013年に同院を退職後、助産師として女性の一生の健康、特に更年期の健康を支援することをめざして「ハイジア」を開業。2016年ウィメンズヘルスアドバイザー®資格認定講座を開始。2022年1月に助産院開院。

要であり、このことを周知するのは急務であると感じました。そこで定年の5年前に早期退職し、女性へのヘルスケアを提供するためハイジアを起業しました。

3. 助産院ハイジアの活動内容

前述のとおり2022年に出張型の助産院に名称を変更しましたが、出産は取り扱っていません。更年期に関する相談は有料でお受けしています。また、札幌市内の医学系大学看護学科および助産課程・大学院、看護学校（1校は母性看護実習施設として）で講義を行っています。

講演については、イベントや企業研修での依頼があり、ハイジアの主催講座も行っています。ウィメンズヘルスアドバイザー®資格認定講座は年に4〜5回開催し、2021年からは健康経営をめざし、女性特有の健康課題に取り組む企業への研修・相談・人材育成のサービスを提供しています。最近ではフェムテック*2開発への協力や支援の依頼があります。2020年春からは新型コロナウイルス感染症の感染拡大に伴い、上記のほとんどをオンラインにて行っています。

4. キャリア後期の起業

本書の読者には、キャリア後期に向けて新たな活動や働き方を考えている方が多いかと思います。ここでは開業当時から現在までを振り返って、どのように活動を続けてきたかをお伝えします。

1 │ 商工会議所「起業塾」での学び

病院勤務を辞めて個人で起業しようと決めたときに、まず札幌商工会議所が主催する「起業塾」を受講しました。ここで自分のビジネスに関する知識や能力が社会で通用するか、自分の事業が成り立つのか、起業するために不足しているものや、何を強化すればいいのか確認し、起業の覚悟を固めました。

2 │ 交流会などを通して人脈を拡げる

当時の男女共同参画センターには女性の起業相談窓口があったので、そちらに相談しました。起業に向けてアドバイスを受け、男女共同参画センター内での研修会や交流会、企画にも参加し、女性起業家同士の交流など

*2：**Femtech**：女性（Female）が抱える健康課題をテクノロジー（Technology）で解決できる製品やサービスを指す造語。

で情報交換をすることができました。加えて、広くハイジアの事業を知ってもらう機会ともなりました。

　男女共同参画センターには貸館サービスもあり、当初はセミナーの開催場所として借りていましたが、なかなか希望の日時に借りられないため、現在は民間の貸会議室を利用しています。一方で札幌商工会議所にも入会して経営やビジネススキルなどについて学び、イベントや異業種交流会に参加しました。そのほかに市内の中小企業家の交流会に参加したり、管轄の保健所に挨拶に行ったり、とにかく人脈を拡げるようにしました。

　このような活動を続けるうち、ヘルスケアサービスの会社や働く女性を応援する企業プロジェクトでのセミナー依頼が来るようになり、メディアにも取り上げられました。

　組織で働いていたときは、よくも悪くも仕事に事欠きませんでしたが、起業すると、とにかく自分で考えて動かなければ仕事は生まれないことも痛感しました。

3 ｜ ハイジアの存在を知ってもらうために

❶ Webマーケティングの活用

　インターネットが普及している現在、Webマーケティングは必須です。Webマーケティングとは、WebサイトやWebサービスを用いて行うマーケティングで、「Webから自動で集客するための仕組みづくり」です。

　ハイジアでは、開業まもなくWebサイトを制作し、Web上でも検索で見つけやすくしました。また、名刺やリーフレット、セミナーの資料に2次元バーコードを印刷し、直接Webサイトにアクセスしてもらえるようにしました。

　Webサイトは24時間自動で事業やサービスの説明をし、問い合わせや申し込みを受けてくれる優秀な営業マンです。事業を始めたら、なるべく早く信頼のおける会社にWebサイトを制作してもらうことをお勧めします。病院勤務時にはまったく無縁でしたが、Webマーケティングは事業を広く世間に知ってもらうため、今やなくてはならない手段です。

❷ SNSでの発信

　SNS（ソーシャル・ネットワーキング・サービス）とは、人と人とのつながりを促進・サポートする「コミュニティ型の会員制サービス」と定義されています。代表的なものに、Twitter、Instagram、Facebookなどがあります。起業当初は、ブログ・Facebookに投稿を重ねて集客していましたが、今は主にTwitter、Instagram、note（文章やイラスト等を投稿できるサービス）で発信しています。病院によっては個人のSNS使用を禁止しているところもあるかもしれません。しかし自分を知ってもらう、人となりを理解して

もらえる有効な手法なので、発信はしなくてもアカウントは起業前からつくっておくことをお勧めします。起業前にSNSの社会を知っておくことも準備の一つとなります。

4│事業は信用第一、信用を構築するために

当初から助産師で医療職であるという点で、信用を得ることができました。国家資格の強みです。しかし、事業を続ける、さらに信用を得ていくための努力は続けなければなりません。中でも、法律を学び、遵守することは重要です。

❶ビジネスをする上での法律を遵守する

特定商取引法、著作権法、特定電子メール法、景品表示法、薬機法など病院勤務のときにはあまり関係のなかった法律ですが、事業をするにあたっては遵守することが必要です。不明な点は、管轄地域の役所、保健所などで相談できますので、わからないときは相談するとよいでしょう。私はWebサイトでの表現に関して、管轄保健所の薬務課で薬機法の確認、助産院開業届を提出するにあたっては札幌市保健福祉局保健所医療政策課に相談をしました。

❷専門分野での法律を遵守する

ハイジアでの営業にあたり、医師法・医療法・保助看法・個人情報保護法・健康保険法などの法律が関連します。助産院を開業するのであれば、「助産所開業マニュアル」[1]に関係法規が挙げられているので、参照して各法規に目を通して理解しておきましょう。

❸安心して商品を選んでもらうために商標登録をする

商標登録とは、商品やサービスを他人の商品等と区別する目的で使用する商標を設定登録することにより、商標権を生じさせる特許庁の行政処分をいいます。ハイジアでは、ウィメンズヘルスアドバイザー®という更年期に関する資格認定の講座を行っています。資格取得者の信用と利益を保護するために商標登録を行いました。屋号やロゴ、独自の商品名を登録したほうがよい場合もあります。商工会議所では弁理士に相談することもできます。

❹ビジネスや専門分野での情報を常に得る

ビジネスに関する法律や情報は目まぐるしく変化していきます。私は札幌商工会議所に入会していますので、メールマガジン、広報誌などでビジネス上の情報を得て、必要であれば研修を受けるようにしています。専門分野としては、日本更年期と加齢のヘルスケア学会、日本女性医学学会などに所属し、学術集会や研修に毎回参加するようにしています。女性の健康の分野は今、急速に発展していますので、SNSやメディアにも目を通し、

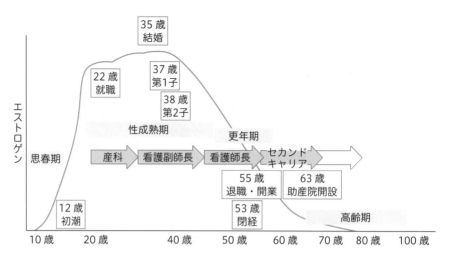

図1 女性のエストロゲンの変化とライフステージ（青色の部分）＆私のライフステージとキャリア

社会の流れや新しい情報を常に得るようにしています。

❺ 自分の健康を守る

　健康に関する事業を行っているのに、自分が不健康であれば説得力や信頼を得られなくなるとの思いから、生活習慣を整え、調子が悪ければ早めに医療機関へ受診するようにしています。病院や会社などの組織に勤務していれば健康診断は義務ですが、個人事業主にとっては義務ではありません。個人事業主の中には健康診断を受けていない人が多いのですが、私は毎年健康診断やがん検診を受けています。

　個人差がありますが、女性の更年期は平均45〜55歳といわれているので、ちょうどキャリア後期と重なります（**図1**）。更年期症状はパフォーマンスを著しく低下させる[2]ことが知られています。さらに更年期障害を理由とした離職や管理職昇進の辞退は社会的に大きな損失[3]と考えられるようになりました。また、更年期以降には生活習慣病や骨粗鬆症などの病気にもかかりやすくなります。更年期以降の健康管理にどう取り組むかは、女性が働き続けるためにも、健康寿命を延ばすためにも大変重要な課題となっています。早くから自分の健康を見直し、更年期や更年期障害に関する知識を得ておきましょう。実際に更年期に入り、自分のパフォーマンスが落ちたときにどう対処するかをあらかじめ考えておくことも重要です。また、生活習慣病や骨粗鬆症などの予防やストレス解消法・かかりつけの婦人科医を見つけておくなどの準備をしておくといいでしょう。

　更年期障害の改善のため、私は、54歳からホルモン補充療法を始めました。治療を開始してまもなく、不眠、不安感、足関節のこわばり、胃腸の不調、いらいらするなどの症状が嘘のように消失し、パフォーマンスが

回復していくのを実感しました。そのときに思ったのは「ホルモン補充療法は乳がんリスクが高くなる」という誤った情報で治療を敬遠するのではなく、正しい情報を得て意思決定すべきだということでした。更年期症状に悩む女性の相談を受けていますが、ホルモン補充療法を始めると「元のように働けるようになった」「会社や家庭の人間関係が戻った」などと話される方が多くいらっしゃいます。ほかにも対処法や治療法がありますから、あきらめないでほしいと思います。

5. 今の自分を支えているのは、過去のキャリア

事業を始めたとき、今までの病院での勤務とはまったく違う仕事をするのだと考えていました。しかし、「今までの仕事で身についたさまざまな経験と能力が、今の新しい仕事を支えてくれている」とすぐに気がつきました。例えば、ビジネスの中で「PDCA サイクルを回しましょう」とよく言われます。PDCA とは、Plan（計画）・Do（実行）・Check（評価）・Action（改善）を繰り返すことによって、生産管理や品質管理などの管理業務を継続的に改善していく手法のことです。これは看護の中でも目標遂行や業務改善、委員会活動などの場面で使われており、PDCA の力はもともと備わっていたと気がつきました。また臨床の中でもいくつかの看護研究を行い、指導・査定を行ってきましたので、①情報リテラシー、②論理的思考、③看護倫理、④分析力、⑤プレゼン力などが養われ、事業を進めていく上で大きな力となっています。

過去には北海道看護協会の委員会活動も経験し、最後に北海道看護協会助産師職能委員を6年間務めました。ここでは看護大学教授や病院看護部

Column

自分なりの事前準備で更年期に備える

更年期をうまく乗り切るためには、事前の知識と準備が必要です。日本では更年期はマイナーなイメージが強く、絶望感さえ抱く人も少なくはありません。しかし、ハイジアで講座を受けてもらうと「対処する方法があると知り安心した」「かえって楽しみになった」との感想が多く、いかに「知らないこと」や「誤った情報」に翻弄されているかがわかります。事前にしっかり知識を得ておきましょう。

症状には個人差があるのですが、どのような場合であっても生活習慣を整えることは、健康維持のためには欠かせません。いざ更年期に入ってから何かを始めよう、整えようとしても、すでに症状があって難しいことが多々あります。本文でも一部述べたように、自分に合った運動習慣を持つ、食生活を見直す、ストレス解消を心がける、質のよい睡眠をとる、かかりつけ医を見つけるなど、自分なりの方法で事前準備をしておきましょう。

長、産科・NICU看護師長との知遇を得て、開業後の大学や看護協会での講義につながっています。日々の看護業務に加え、委員会活動、臨床看護研究、看護協会委員活動など思い返せば負担も大きく大変でしたが、確実に今の仕事を支える力となっています。

6. これからのこと

　キャリア後期の55歳でセカンドキャリアとしての活動を始めて来年で10年（執筆時）。生涯現役をめざすつもりですが、自分の健康以外にも親の介護や家族の介護など、何が起きるかわかりません。まだ活動を続けるつもりですが、同時に「事業の縮小」「廃業のしかた」も念頭に入れておかねばと考えています。制約は多くなりますが、もう歳だからとあきらめるのではなく、これからも挑戦し続けていきたいと思っています。

　潜在助産師を含め多くの助産師が、病院での働き方だけでなく「女性の一生の健康を支える」を掲げて、キャリア後期からも活躍することを願っています。

参考文献
1）日本助産師会：助産所開業マニュアル2021 開設・管理・運営, 日本助産師会 助産所開業マニュアル改訂特別委員会編集, 日本助産師会出版, 2021.
2）日本医療政策機構：【調査報告】「働く女性の健康増進に関する調査2018（最終報告）」2018年3月22日（https://hgpi.org/research/809.html）［2022.11.8 確認］
3）日本放送協会, 女性の健康とメノポーズ協会, POSSE：更年期と仕事に関する調査報告, 2021年7月（https://www.meno-sg.net/corp/survey/result/2740/）［2022.11.8 確認］

活躍のポイント

　看護職の中でも助産師の強みは特に、開業権を持っていることだと思います。しかし、現在の日本は出産数が減少傾向です。女性の生きづらさに支援の必要性を見出す経験が起業につながったのだと理解しました。近年、ダイバーシティ・インクルージョン（多様性を活かす取り組み）の考え方に後押しされ、テクノロジーと女性の健康をかけ合わせたフェムテックを推進する動きがあります。やっと時代がハイジアに追いついた、看護職が感じる課題は社会課題なのだと実感します。

　看護職としての活動が社会を支えていることを意識できていれば、独立のエネルギーは自然にわき上がりそうです。起業をしたくてするのではなく、「自分の実現したいことがあるから起業することになった」という感じが私は好きです。　　　　（濱田安岐子）

「横浜こどもホスピスプロジェクト」への参画

伊藤清子 ● 認定 NPO 法人　横浜こどもホスピスプロジェクト理事 / 看護師

1. 看護の原点である子どもたちへの恩返しがしたい

　もともと小児科の看護師になりたかった私は、看護師としてのスタートは小児専門病院でした。小児専門病院で 20 年の臨床経験後、成人領域で看護管理者となり、公的な病院で転勤を繰り返しながら、41 年間の看護経験を経て定年を迎えました。

　振り返ってみると、私の看護師人生を支えたのは、キャリアの半分を占める小児専門病院での看護経験でした。絶望的な状況の中でも笑顔を輝かせ、看護師にいたわる言葉をかけてくれた子どもたち、そしてご家族との出逢いは、看護師として成長しなければという想いを強くしてくれました。人間の生命力と優しさを教えてくれた多くの子どもたちが、私を励まし支えてくれたのです。

　定年後は、その子どもたちに恩返しがしたいという思いで、自宅近くにある小児専門病院の滞在施設（リラのいえ）でボランティア活動を始めました。そこで出会ったのが、現在の職場の代表理事である田川尚登さんでした。脳腫瘍で 6 歳のお子さんを亡くされ、認定 NPO 法人スマイルオブキッズを立ち上げ、その後、横浜にこどもホスピスをつくる活動をされていることを知りました。

　田川さんと出会ったときは、こどもホスピスの土地が決まり、本格的な準備を進める段階で、準備活動に参加してほしいとの依頼がありました。田川さんからは著書もいただきました（図 1）。そ

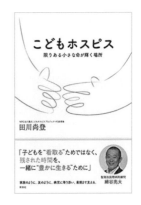

図 1　『こどもホスピス 限りある小さな命が輝く場所』（新泉社、2019）

[略歴]1978 年、神奈川県立衛生短期大学を卒業し、同年神奈川県立こども医療センターに入職。その後、神奈川県立がんセンター、神奈川県立保健福祉大学実践教育センター専任教員等を経て、2012 年神奈川県立循環器呼吸器病センター看護局長、2016 年神奈川県立がんセンター副院長となり、2019 年 3 月に退職。2021 年 4 月より現職。

3

キャリア後期のさまざまな活動例

の本を開くと、私の看護の原点となった病棟での出来事が走馬灯のように蘇りました。そして、ご遺族の方が中心となり、創ろうとしている「こどもホスピス」なら、あのとき、子どもたちやご家族にできなかったことが実現できるかもしれない。そんな思いがよぎりました。これまでの経験だけでは乗り越えることが困難な事業であることも承知の上で、開設に向けての準備活動へ参加することにしました。

2. こどもホスピスの開設に向けての準備

1│人材募集・コワーキング*スペースでの支援者との出会い

　最初の仕事は、開設職員の看護師と保育士の募集活動でした。横浜こどもホスピスは、病院や福祉施設ではありません。業務内容に診療の補助はありません。こどもホスピスの看護師や保育士は、病院で勤務するイメージとはまったく異なる仕事となるため、組織の理念を理解していることが重要でした。どんな人材を望むのか、すでに採用されていた職員や理事と検討しながら採用活動を行いました（図2・3）。結果は、予想を超えた応募がありました。その中で採用された3名の職員は、それぞれが異なるキャリアを持った専門職で、このプロジェクトの運営をするのに最適な能力を持つ職員でした。

　2021年4月、オープニングスタッフの6名がそろい、半年後の落成式

横浜こどもホスピス理念 この瞬間を笑顔に！ みんなで支えて叶えたい！	世界水準のこどもホスピス 1. 友としてかかわる 2. 病院ではなく家である 3. 地域に根差した自発的な活動である 4. 財源を寄付に頼った慈善活動である
Mission 私たちは、生命を脅かす病気と共にある子どもやきょうだいや家族が、家庭的な環境の中で豊かな時間を過ごし、喜びも悲しみも共に分かち合い支え続ける「こどもホスピス」の運営を目指し、こどもホスピスと小児緩和ケアの普及活動と人材育成を実践します。	**Vision** 1. 子どもや家族に寄り添います 2. 子どもと家族に、豊かな時間を提供します 3. 地域と共に歩む、開かれた施設を目指します 4. 小児緩和ケアに取り組む支援施設を全国に広げていきます

図2　横浜こどもホスピスプロジェクトについて

＊：個人事業主や起業家、在宅勤務の会社員などとスペースを共有するワークスタイル。

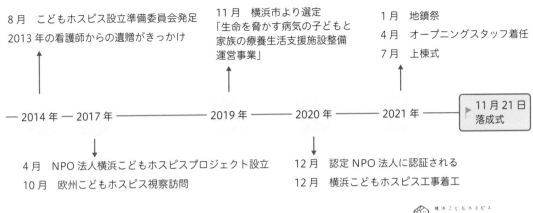

8月　こどもホスピス設立準備委員会発足
2013年の看護師からの遺贈がきっかけ

11月　横浜市より選定
「生命を脅かす病気の子どもと
家族の療養生活支援施設整備
運営事業」

1月　地鎮祭
4月　オープニングスタッフ着任
7月　上棟式

― 2014年 ― 2017年 ―――――――― 2019年 ――― 2020年 ――― 2021年 ―

11月21日
落成式

4月　NPO法人横浜こどもホスピスプロジェクト設立
10月　欧州こどもホスピス視察訪問

12月　認定NPO法人に認証される
12月　横浜こどもホスピス工事着工

図3　横浜こどもホスピスプロジェクトの活動経過

を迎えるための準備が始まりました。開設までは、コワーキングスペース
が事務所でした。職員は、打ち合わせ以外は別々の席で仕事をします。こ
こでの大きなメリットは、異業種の方々との出会いでした。作家やカメラ
マン、起業家など個人事業主が多く、社会課題を解決しようと思っている
方々と出会いました。同じスペースで働く仲間から多くの助言を得ること
ができ、ホスピス開設後も支援者となっています。

2 │ 開設準備における困難

　開設準備で困難を感じたことは、コロナ禍による影響と資金調達のため
の助成金獲得業務です。コロナ禍の影響では、ホスピスの建築が遅れ研修
計画にも変更が出ました。人材育成や普及啓発のための研修は、すべてオ
ンラインでの開催となり、不慣れな中での運営となりました。また資金調
達業務では、助成金獲得申請やクラウドファンディングへの挑戦など初め
てのことばかりでした。同時に備品調達など施設建築準備などがあり、多
くの支援者の力を借りながらの準備活動でした。

　さらに、利用対象者については迷いがありました。生命を脅かす病気に
ついては、小児の場合、多様な病態であり疾患だけで判断できないことな
ど、わかりにくさがありました。利用者想定については、先行する大阪の
こどもホスピスや、関連の医師・地域の基幹病院に聞き取りも行いました。
「コミュニティ型こどもホスピス」という、医療を提供しない「こどもホス
ピス」への理解が進んでいないことを痛感しました。医療設備のない場所
で、生命を脅かす病気の子どもを受け入れることが可能なのか、そもそも
家族は望むのか、といった疑問も寄せられました。

図4　　団体情報

3. 「横浜こどもホスピス〜うみとそらのおうち」の運営事業

　2021年11月21日、「横浜こどもホスピス〜うみとそらのおうち」は落成式を迎え、スタートラインに立ちました（**図4・写真1**）。まずは、コミュニティ型こどもホスピスとして、地域の方々に受け入れてもらえる施設になることが目標です。落成式の1週間後には、地域住民対象の内覧会を行い、50名の方に参加していただきました。4割は、「こどもホスピス」という言葉を初めて聞いたという方々でした。アンケートから、「看取りの施設ではないとわかった」「重い病気を持つ子どもやご家族がくつろぐ温かな空間だと感じた」「地域でも見守っていきたい」「多くの人の善意と工夫を感じた」といった声が聞かれました。どんな説明よりも見学会に参加してもらうことで、ご遺族の意見を基につくった温かなおもてなしのホスピスなのだと実感してもらえました。

　また、横浜市の支援の下、行政機関・教育機関と交流のきっかけをつくることができました。開設間もない12月初旬に、地元の小学校で田川代表が全校生徒を対象に「いのちの授業」を行い、「うみとそらのおうち」を紹介する機会がありました。その後、いのちの授業の感想文が届けられ、クリスマスには、1年生手づくりの「松ぼっくりツリー」やお庭で虹の歌をプレゼント、というサプライズ訪問もありました。

　心配していた利用者からの問い合わせは、開設後すぐに数件寄せられました。当初は「こどもホスピス」という名称には抵抗があり、ご家族から直接連絡が入るのは難しいのではないかと考えていました。しかし、「こどもホスピス」の情報収集をしながら利用を心待ちにしていたご家族がいらっしゃったのです。早急に準備を進め、落成式から約1カ月後の12月

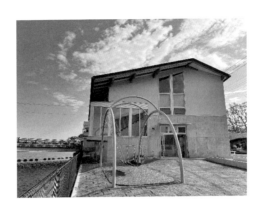

写真1 「うみとそらのおうち」外観

25日のクリスマスの日に、想定よりも早く初めてのご家族を迎えました。その後も、見学会に参加した医療関係者からの紹介などがありました。

　開設後半年が経ち（執筆時）、問い合わせは17件、利用登録者は8名となりました。すべてが利用対象になる方々です。利用の希望は、「おおきなお風呂に入りたい」「誕生日会を行いたい」「お友達と遊びたい」「おばあちゃんやいとこなど親戚と会いたい」「記念日の写真を撮りたい」「ブランコに乗りたい」「ゲームをしたい」などさまざまです。お子さんとご家族の気持ちを聞き取り、大切な時間を過ごしていただけるように準備をして臨みます。ご家族が窓口となり、担当する医師や医療機関とも直接連携を取ることができるようになりました。利用されているご家族の笑顔を見ていると、この居場所を必要とされている方がいると実感する毎日です。

1 | 小児緩和ケアの人材育成事業

　小児緩和ケアの人材育成事業は、プロジェクト立ち上げから行われていました。研修の対象者は、医療従事者だけでなく生命を脅かす病気の子どもと家族の支援に関心のある地域住民や医療・福祉・教育分野の学生をも含んでおり、幅広い対象者への教育活動です。これまでに、小児緩和ケア人材育成研修と小児緩和ケア病児と遊びの研究会、多職種連携勉強会などを開催しました。新たに始めたのが、小児緩和ケアネットワークカンファレンスの開催です。生命にかかわる病気のお子さんやご家族の望む過ごし方ができるように、小児緩和ケアにかかわる地域の医療・福祉・教育・行政の関係者や当事者で、2021年9月より月1回定例開催をしています。内容は、小児緩和ケアの教本を用いた勉強会です。コロナ禍であったため開催はすべてオンラインとなりました。今後は、顔の見える関係づくりができるようなカンファレンスの継続を検討しています。

2 | 小児緩和ケアの普及啓発活動

　横浜こどもホスピスプロジェクトの普及啓発活動は、全国こどもホスピスサミットと世界こどもホスピスフォーラムにて1年に1回ずつ開催されていました。広く一般の方々に「こどもホスピス」を知っていただくための活動です。全国のこどもホスピス建設にかかわる方々との連携の場ともなっています。新たに開催しているのが「こどもホスピスフェスティバル」です。4月28日を「こどもホスピスの日」として位置づけて5月5日までを「こどもホスピスウイーク」として活動をしています。

4. 制度にない新たなことを続けていくために

　制度にない新たな事業を展開するには、困難なことも多くエネルギーが必要です。「横浜こどもホスピス」には、原点となる物語がありました。田川代表の亡くしたお子さんへの想いと、こどものホスピス建設を願い多額の遺贈をした看護師の思いです。この思いに共感したことが、私の活動の原動力となっています。さらに今後、この活動を継続していくためのポイントを挙げてみます。

1 | 支援者を増やす活動

　支援者を増やすためには、SNSやメディアなど多様な媒体を活用した広報活動が必要です。これまでの経験からして苦手な分野ですが、寄付や助成金がどのような活動に使用されているのかきちんと伝えていくことが、次の支援につながります。地道ですが大切なのは、実際の見学会で思いを伝え、施設の空気を感じていただくことです。定期的に開催し、人々の心を動かすことにより、次の支援者を増やすことにつながっています。

2 | 地域に開かれた施設になること

　地域の文化や特性を理解して、地域のこどもホスピスとして認めてもらうことです。「うみとそらのおうち」には、垣根がありません。近隣住民のボランティア参加も多く、朝ジョギングをしながら庭の花に水を撒いてくれるなど、見守っていただいています。また支援を受けるだけでなく、私たちが地域の一員として貢献できることを考えることも必要です。

3 | 看護師の経験にこだわりすぎないこと

　誤解を与えてしまう言い方かもしれませんが、急性期病院に勤務経験のある看護師が陥りやすい傾向として、いわゆる医療モデルで「患者」として対象者をとらえようとしてしまう面があります。「こどもホスピス」は

病院ではありません。家族をありのままに受け入れ、生活モデルでとらえることが必要です。看護師であるとともに、ひとりの人として豊かな経験を積んでいくことが、ご家族に友として寄り添うことにつながるのです。

5. めざす姿

　横浜こどもホスピスプロジェクトがめざす地域社会の姿は、生命を脅かす病気の子どもと家族が、その子らしく生き、望む過ごし方が選択できる社会です。そして子どもが1人の人として大切にされ、家族や地域社会とのつながりの下で「いのち」の可能性が発揮できる社会をめざしています。

　医療が高度化する中、治療技術は進みましたが、子どもや家族の生きる力を支える場所や制度は整っているとはいえません。特にコロナ禍では、子どもの遊びや学びの場が制限され、生きる力が奪われていると感じています。在宅で療養する子どもと家族はなおさらです。自宅か病院かだけでなく第三の居場所としてこどもホスピスの存在は大きな意味を持つと思います。グリーフケアの場所としても役割を果たすことになるでしょう。

　地域の中で看護師が担う役割はさらに大きくなると感じています。制度を超えた施設の中でも専門職として自立し、より広い視野を持ち、これまでの経験を活かしながら、新たなことへも挑戦したいと考えています。

参考文献
1）田川尚登：こどもホスピス 限りある小さな命が輝く場所, 新泉社. 2019.
2）横浜こどもホスピスプロジェクト：団体情報.（https://childrenshospice.yokohama/about/outline.html）
　［2022.11.7 確認］

活躍のポイント

　自身の看護の原点が定年後につながるというドラマティックなキャリアで感動しました。看護職として必要とされる場で自分磨きをしてきた結果、たどり着いたキャリアのギフトなのだと思いました。看護職は目の前にいる人に必要とされればケアをします。人を選んでケアをするようなことはないと私は思っています。しかし、自己実現には自身のありたい姿が影響し、それが対象を選ぶことや自分の活動の場を選ぶことも、もちろんあるのだと思います。

　キャリアを積み重ねていく長い期間に、ケアをする対象を選ぶことなく目の前にいる人を真摯にケアしてきたからこそ、このようなギフトが届くのかもしれません。それがさらに誰かのギフトを生み出していくというキャリアの連鎖が始まりそうです。

（濱田安岐子）

3

キャリア後期のさまざまな活動例

スタッフのキャリアチェンジも視野に入れて「看多機」を開設

森田貞子 ● 株式会社すみれ 代表取締役／すみれ訪問看護ステーション 所長

1. 看護小規模多機能型居宅介護「すみれの家」の概要

　2017年、愛知県知多半島5市5町、人口約63万人[1]の地域に初めての看護小規模多機能型居宅介護（以下：看多機）の事業所「すみれの家」を開設しました。2日間の内覧会では、医療・福祉関係者や地域の人など合わせて400人以上の来訪がありました。しかし当時は、すみれの家がどのような事業所であるのか、ほとんどの人が理解していなかったと思います。

　看多機開設は、利用者1人ひとりが住み慣れた地域（在宅）で安心して療養生活が送れるように、各自のニーズに合わせたケアを多職種で協働して支援することを目的としています。特に医療的ケアの必要な人でも安心して在宅で過ごすことができるよう、看護を提供します。

　当事業所の対象者は、要介護度1～5までで、「通い」「泊まり」「訪問（看護・介護）」のサービスを提供する地域密着型であるため、半田市在住の人に限られます。登録者数は26人、通いは15人／日、泊まりは5人／日までです。現在の利用者の介護度は、要介護1が4人、要介護2が3人、要介護3が2人、要介護5が6人で、平均介護度は3.46です。

　スタッフは、看護職6人、介護職7人、ケアマネジャー1人、厨房3人（地域採用）、掃除3人（地域採用）、運転手1人、事務職員2人です。ケアマネジャーが利用者の状態や介護度、介護者の状況によって、サービスをコーディネートしています。制度上、看護師は常勤換算で1人従事することが義務づけられていますが、当事業所では看護師3～4人／日が従事しています。

　また、当事業所には訪問看護ステーションを併設しています。利用者の緊急時の対応は、併設ステーションの看護師が対応します。そのため訪問

［略歴］看護専門学校卒業後、整形外科病院に勤務。同医療法人の老人保健施設で管理者を務めた後、同法人の訪問看護ステーション開設に伴い、立ち上げから管理者として12年間勤務。2007年に医療法人から独立し、株式会社すみれを設立、すみれ訪問看護ステーション開設。2017年看護小規模多機能型居宅介護「すみれの家」開設。2019年共生型サービス開設。管理者を務める。2015年訪問看護認定看護師資格取得。

看護師は介護度や疾患に応じて週1回から月1回の範囲で、すみれの家の利用者への訪問を計画し、緊急時に対応できるようにしています。ステーションのスタッフは、看護師9人、理学療法士1人、言語聴覚士1人で、すみれの家のスタッフと緊密に連携をはかっています。ステーションを退職したスタッフ3人がすみれの家へ移行し、引き続き活動しています。

2. 看多機開設までの経緯

1 | 法人から独立して訪問看護ステーションを開設

医療法人の訪問看護ステーションに開設から12年間携わり、在宅の醍醐味を知ることができました。訪問看護を行う中で、タイムリーな動きが重要と感じることが多くなり、また自分の看護を究めてみたいと思いが強くなり独立を決めました。法人に独立についてお伺いを立てたところ、快く承諾していただきました。希望があれば、一緒に勤務しているスタッフも連れていってよいとのことで、私を含め8人の訪問看護スタッフが退職し、新たに開設する訪問看護へ移行することとなりました。

2007年に株式会社を設立し、すみれ訪問看護ステーションを開設しました。法人の訪問看護はこれを機に廃止となりました。迷惑をかけないように、利用者・家族には説明と同意を得て、ほとんどの利用者が当ステーションに移行することができました。快く独立を承諾してくださった法人への感謝は、今でも忘れないようにしています。

2 | 看多機の開設を考えるようになったきっかけ

その後、順調に訪問看護の活動を継続してきましたが、スタッフも年を重ねて退職となりました。ただし、非常勤職員として引き続き訪問看護に携わっているスタッフもいました。すみれ訪問看護ステーションの常勤職員の退職年齢は、60歳定年で、それ以降は非常勤職員としての勤務となります。訪問看護はさまざまな環境で生活している利用者宅に訪問し、その家の状況に合わせて工夫をしながら看護を提供します。施設と違い、厳しく寒い冬や蒸し暑い夏を体感することになるため、年齢を重ねていくにつれて体力の限界を痛感するようになります。

しかしながら、今は長生きの時代です。60歳で退職するのは、まだまだ早すぎると考えます。私とともに法人の訪問看護を退職し、これまで一緒に歩んでくれたスタッフに対しての私の責務と、まだまだ看護職を退かせるのはもったいないという気持ちから、スタッフたちの訪問看護引退後の仕事として考えたのが看多機です。訪問看護と違い、施設の中での看護となり、困ったときはその場で他のスタッフと協働できるメリットがあり

ます。

　ただ、最初から看多機の発想はありませんでした。訪問看護に携わる中で、医療不信に陥った末期がんの利用者に出会い、訪問看護の制度だけでは補えないジレンマを感じることが幾度もありました。そのため、訪問看護を行いながら、利用者・家族が困ったときに預かりができる事業所をつくりたいと思っていたことも確かにあります。長年訪問看護に携わっていた看護師なら、そこで寄り添える看護ができるのではと考えました。

3│看多機開設に向けて動き出す

　2013年ごろより看多機のことを意識して考えるようになりました。その当時は愛知県でも、看多機は一桁くらいの事業所数しかありませんでした。関東の人に看多機のモデル事業として運営している事業所を紹介していただき、2日間かけて見学に行きました。あえて看護師が経営している看多機を選び、神奈川県3カ所、東京2カ所の計5カ所を見学したことにより、運営方法をイメージすることができました。その時点では、どのような段取りを踏んでいけばよいのかわかりませんでしたが、半田市の介護高齢課に赴き、看多機開設の相談をしました。

　そのとき初めて知ったのは、市が公募している地域しか補助金が出ないことでした。そんなことも知らずに、市内の物件を数十件も見て歩いていたのでした。それから、いろいろな人に「看多機をつくりたい」と言い始めました。もちろん、訪問看護のスタッフにも伝えていたのですが、「まさか本当に開設すると思っていなかった」と言われました。

4│具体的な準備を進める

　今のすみれの家を開設した岩滑地域の人が「すみれ訪問看護がここに来てくれたら、安心して最期まで暮らせるから来てほしい」と声をかけてくださったので、その人から有識者に土地探しを依頼していただきました。その結果、岩滑高山町の広大な農地が使用されずにあることがわかりました。その地主さんに交渉をしましたが、すぐに承諾を得ることはできませんでした。それは、私が女性であり、身分がしっかりしていなかったからです。地主さんは70歳代後半の男性でしたので、女性が事業をすること自体考えられないようでした。何度も足しげく通うたびに「女で大丈夫か？」と言われたことを思い出します。しかし、岩滑地域の人たちからも地主さんに交渉をしていただき、なんとか、農地を転用して借地することができたのです。

　その後、補助金を受けるために半田市の自治体に申請して、半田市の有識者に看多機開設に当たってのプレゼンテーションを実施し、看多機開設

の許可をいただきました。そこで建設の準備に入ることができましたが、すべてが初めての経験で、わからないことばかりで大変でした。補助事業のため建設も公募であり、5社くらいの建築会社が手を挙げて、数日後入札が始まりました。最も価格が低い会社に落札されるので不安でいっぱいでしたが、私が以前より密かに願っていた建設会社に落札されたときは、嬉しくて感激のあまり涙があふれ出ました。なぜなら、その建築会社は純和風での建築方法を採用していたからです。

株式会社を設立したときは、融資を受けずにステーションを開設しましたが、看多機開設では、補助金で足りない金額は銀行に融資をお願いするしかありませんでした。メインバンクの銀行員が、これまで私が社会や地域に貢献してきた実績を書きとめてくれており、なんとか融資を受けることができました。

開設前には、市外の小規模多機能型居宅介護事業所で看護職・介護職の4人の職員が研修を受けました。こうして準備が整い、2017年10月にすみれの家開設となりました。同時にステーションも同じ場所へ移転しました。

3. 看多機の役割

1｜看取りについて

看多機の特徴は、1カ所の事業所内で訪問・通い・泊まりの提供ができるので、サービスを変えるたびにスタッフを変更したり新たに事業所を探したりする必要がありません。利用者・家族にとって顔馴染みのスタッフが対応してくれる安心感があります。それぞれの利用者・家族に合わせたサービスをコーディネートしていますが、本稿では特に看取りについて紹介します。

当事業所では、これまでに4人を看取りました。がん末期2人、老衰2人です。4人とも最期は自宅で最期を迎えました。当事業所でも看取りの準備をしていましたが、最期は家族の見守る中で息を引き取られたのです。当事業所に通っているときは、どの家族も自宅での看取りに不安を抱いていました。しかし徐々に通えなくなってきても、訪問看護の回数を増やしながら最期まで支援を行うことで、家族も段々と覚悟ができて自宅で看取ることができたのです。

2｜事例紹介

〈事例〉Aさん／ 50代男性／多発肝細胞がん末期／要介護度3

市内の総合病院で、多発肝細胞がんのほかに多発肝転移、肺転移、左副

腎転移、多発骨転移、椎体転移、肋骨転移、両側大腿骨頭転移、リンパ節転移と診断され、予後1〜2カ月と医師より説明があった。放射線治療後、緩和ケア病院へ転院し、3カ月入院をした後、セカンドオピニオンを受けながら自宅療養することとなった。Aさんと妻が当事業所の利用を希望したため、退院前カンファレンスにケアマネジャーと同行。自宅療養には在宅医が必要なため、Aさんと妻に相談した後、近医のクリニックへ在宅医を依頼し承諾を得た。Aさんの移動は車いすで、痛みのコントロールは、オキシコドン70mg／日、レスキューはオキノーム10mg／回。

　Aさんは妻に負担をかけたくないと言い、当事業所の初回利用から泊まりを希望し、まず4泊5日利用しました。その後は自分の意思で通いと泊まりの回数を決めることになりました。Aさんは当事業所の利用者の中で一番年齢が若く、要望も多かったので、スタッフは緊張していました。看護師のスタッフからいろいろ報告や相談がありましたが、数週間したころから、Aさんも環境に慣れたためか、認知症高齢者の利用者のお世話をしてくれる場面が見られるようになりました。また、泊まりの際に家族が迎えに来て外出する機会もたびたびありました。

　8カ月間、通いと泊まりを利用しながら過ごしましたが、傾眠傾向が強くなりADLも徐々に低下して、通うことが困難になったのを機に看護職と介護職の訪問に切り替えて1カ月半継続。最期は家族に見守られて自宅で永眠されました。妻から「あそこはよいところだと、主人が言っておりました」と聞かされ、役割が果せたことを認識しました。

4. 事業継続のために

1 ｜ 他施設との連携や地域とのかかわり

　私自身、半田市で26年間訪問看護師として活動してきたので、地域の人との顔の見える関係づくりはできていると思います。また2014年に、知多半島5市5町の訪問看護ステーションの管理者と協議会を設立しました。団体名は「地域訪問看護ステーション協議会」で、会員は28団体です。目的は、①訪問看護の質の向上、②多職種連携（保健・医療・福祉）の推進、③知多半島地域住民を対象とした訪問看護の普及活動です。毎月1回第3土曜日に、情報交換と研修会を開催しています。コロナ禍での訪問看護の活動も緊密に連携をはかり、情報交換しました。新しく開設したステーション管理者の相談も受けています。また愛知県訪問看護ステーション協議会の副会長としても微力ながら活動し、情報の共有をはかっています。

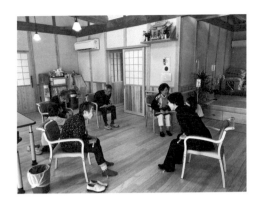

写真1 週1回のストレッチ教室

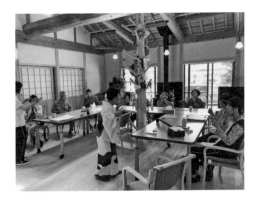

写真2 ボランティアによる三味線歌の演奏会

　近隣の介護事業所（デイサービス・訪問介護）、居宅介護支援事業所には15年前より年1回、介護職員へ講義を行っています。すみれの家の内覧会では休日にもかかわらず、椅子やスリッパを貸し出していただくなど、助けてもらいました。

　地域の人との交流も盛んです。高齢者向けの体操の先生が講師を務める週1回のストレッチ教室（写真1）やボランティアによる三味線歌の演奏会（写真2）などを行っています。

2 地域の人や利用者の介護者の採用などで人材確保

　当事業所の掃除は、地域採用の3人が週2回、朝8時から9時半まで2人ずつで担ってくれています。食事も地域採用の3人（掃除の人とは別）が交替でつくってくれて温かいものを提供できるようになっており、利用者から「食事がおいしいから楽しみです」と好評です。昼食代は650円／日で、人件費と材料費を合わせると利益は出ませんが、ほとんどの利用者が完食するので継続していこうと考えています。

　事業所開設当初より収益は順調です。大きな利益ではありませんが、人件費とローンと土地の賃借料を支払いながら継続できています。また賞与や退職金を確保するために毎月の預金もしています。開設当初は、なかなか介護スタッフが集まらなかったので、訪問看護が介入して看取りをされた家族介護者3人にお願いをして、スタッフとして勤務してもらいました。介護福祉士やヘルパーの資格を持っていたので助かりました。

　当事業所のスタッフを採用するときには、採用前に1〜3回の体験をしてもらい、体験料を1回ずつ支払っています。1回目の体験のときには、手づくりの昼食を試食してもらっていますが、皆「おいしい」と喜んでくれます。採用後の研修期間は3カ月です。

　人のお世話をするには、心身ともに余裕を持っていないとよいケアが提

供できないと考えます。そのためには、スタッフを公私ともに支えることも重要と思っているので、困りごとがあれば傾聴に努めています。そうすることで、スタッフとのコミュニケーションがはかれると考えています。また利用者・家族に困ったことがあれば、いつでも相談にのれるように退院前カンファレンス、面接、初回訪問等には参加するようにしています。

＊

　世代交代をしながら、看多機や訪問看護が継続できるように努力していきたいと思っています。地域の高齢化が進み、スタッフによる継続が不可能になった場合は、高齢者と障害者の共生型のシェアハウスへの移行も視野に入れ、地域の活性化やネットワークづくりをしていきたいと考えます。

引用文献
1）東海市：平成 29 年版知多半島の統計，登録人口による人口と世帯．http://www.city.tokai.aichi.jp/18083.htm（2022 年 11 月 17 日確認）

活躍のポイント

　勤務していた組織が運営する訪問看護ステーションを事業譲渡のような形で起業し、定年制度に関係なく働き続ける人生を自分の力で獲得した成功事例に感動しました。訪問看護ステーションの立ち上げにはマーケティング（患者獲得と競合共存）が重要だと聞いたことがあります。さらに、どのような意思決定であっても退職する場合、それまで所属していた組織との決別が多いものです。組織を去っても協力関係を実現した好事例です。

　また、地域に入り込んでいて、行政や地域のさまざまな企業とともに町づくりに参加している様子がわかります。これが成功ポイントなのだと思いました。新参者がスタートさせるにはハードルの高い「起業」も、地域の一員として地域に必要なことを看護職が担う感覚があれば乗り越えられそうです。

（濱田安岐子）

「働く人の心の健康づくり」を
ミッションとして起業

徳永京子 ● 合同会社チームヒューマン 代表／保健師／公認心理師

1. 働き盛りの私を襲ったメンタル不調

　保健師として公衆衛生の第一線で働いていた40代で、私はメンタル不調を経験しました。連日の頭痛にひどいめまい。考えがまとまらない、朝起きられない……自分でもメンタル不調を疑いながらも、受診する決心がつかず、坂を転がり落ちるように症状は悪化し、ついに出勤することができなくなりました。

　当時の職場であった保健所が地域分担制から業務分担制に変わったころです。同じ専門職である保健師同士が、以前はお互いにカバーし合っていたのに、仲間の仕事が見えなくなってしまい、そんな変化を受け入れることができませんでした。1年間仕事を休みましたが、やはり元の職場に戻ると再発するのではないかという不安のほうが強く、ある夜、誰もいなくなった職場に荷物を取りにいきました。24年も勤めたのに、去るときなんて本当にあっけないものでした。

1 ｜ 人生の「しょんぼり」が「ワクワク」に変わった

　退職後は、リハビリのつもりでのんびり仕事しようと思っていました。正社員になるには年齢制限がありましたし、新たな人間関係を築いていくことへの不安もありました。

　とりあえず派遣会社に登録し、単発の保健指導や健診介助、入浴サービスなど、自分ができるペースで仕事をしていましたが、収入は今までの1/3程度。辞めてみて初めて、いかに自分が今まで「公務員」として守られて仕事をしていたかに気づかされました。

　退職して1年経ったころ、ある保健所で産休代替の保健師を募集していることを知りました。そして、3カ月間だけ、退職前にしていた企画調整

[略歴] 保健所で24年間、公衆衛生行政に従事。公務員生活の最後の1年、メンタル不調による休職を経験したことをきっかけに「働く人の心の健康づくり」の重要性に気づき、長年勤めた大阪府を退職。現在は、心身の健康管理と教育に携わる開業保健師として、「働く心」と向き合っている。

課の仕事をすることになりました。

　仕事をしているうちに、私は保健師の仕事が、地域の仕事が大好きだったことに気づきました。逃げるように去った保健所に、私は今、いる。そして、以前と変わらず仕事ができている。この事実は、大きな自信につながりました。

　一時的に心の病気にはなったけれど、能力や技術、経験まで失ったわけではないことを確信した3カ月間になりました。そして、ようやく気づいたのです。公務員ではなくなったけれど、「私は保健師だ」と。そう思えると、不思議なことに、もう地域の保健師には戻れないという現実を受け入れることができたのです。

　「私は何故メンタル不調になったのだろう」

　「どうすれば予防できたのだろう」

　「保健師である私がメンタル不調になったのには、何か意味があるはずだ……‼ もし、これがわかったら、心の健康に関することを仕事にしよう！」

　うつ病は決して、負の体験ではありません。「今のままではあかんよ、潰れてしまうよ。別の生き方もあるんやで」と選択のチャンスをくれたのが、うつ病でした。そして、自分の思いを大切に生きてみようと思った結果、自分らしい働き方に出会え、かけがえのない仲間にも出会えました。私の人生は「しょんぼり」から「ワクワク」に変わったのです。

2│何となく「起業」が気になって……

　「働き盛りの人々の心の健康を支援することを仕事にする」と決めてからは、不思議なことに、今までの不安はどこへやら。この仕事をするために何を勉強すればいいかを探し始めていました。

　最初に勉強したのは心理学。看護のカリキュラムの中にも心理学はありましたが、もっと人の心について学びたいと思い、カウンセリングやコーチングを学びました。

　学んでいるうちに、心理学分野で起業している人たちに出会い、「起業」という言葉が気になり始めました。そこで次に起業のノウハウを教えてくれる週末起業フォーラムという勉強会に参加しました。

　登録していた派遣会社の紹介で、自宅から自転車通勤できる範囲に産業保健師の仕事があったので、平日はそこで産業保健の実践を積みながら、週末に起業準備を始めました。派遣社員でいることのメリットは、決められた就労時間さえしっかり仕事をすれば、自分の時間を使って副業をしたとしても何もとがめられないことです。今であれば副業OKの職場も出てきていますが、当時はまだそこまでの自由さはありませんでした。

　自分にとって、一番やってよかったと思うのは、公務員時代から得意だっ

た健康教育に磨きをかけようと、セミナー講師を養成するスクールに通った4カ月でした。

単に好きだから、得意だからという健康教育を「お金を出しても聞きたい話」にすることを学ぶ4カ月間の締めくくりに、卒業生によるセミナーコンテストがあり、グランプリをとることができました。その後、数々のセミナーコンテストでも優勝を重ね、「健康教育」と現場で学んだ「健康相談」を商品に、個人事業主として開業保健師のスタートを切りました。

2. 現在の活動

1 | 自分の「一番」をヒット商品に

10年間、個人事業主として実績を積み、事業が軌道に乗ったところで、会社組織としました。社名は「チームヒューマン」。人の健康にかかわる専門家である保健師と、取引先である事業所がチームになって、従業員の心身の健康づくりをしていく。そんなイメージから生まれた社名です。

「働き盛りを元気で、いきいきと」

「自分の能力を発揮して、お互いを認め合える」

「自分を必要としてくれる人とともに成長する」

そんな会社をつくりたいと思って仕事をしています。

健康教育と保健指導が自分の商品だといっても、取引先側が派遣会社に頼んだりパートの保健師を募集したりすれば、健康教育や保健指導ができる保健師はたくさんいるのではないか。数ある健康関連のサービスや人材の中から「徳永京子」を選んでもらわないと仕事にはなりません。そのためには、誰にも負けない武器が必要なのです。それが選ばれる理由になります。そして次にそれを周知させていく仕掛けが大切です。

組織にいると仕事は下りてくるものですが、開業すると仕事は自分で創るものであり、取ってくるものなのです。約7割が公務員という保健師は予算を使う側なのですが、開業すると予算（資金）を確保することから始まります。この発想の転換が一番の障壁になりました。

私の場合、一番の武器は、自分自身のうつ病体験です。なんと、一番つらい体験が大きなギフトになってしまいました。

「働く現場に何があればメンタル不調になるのを予防できたのか」

「それを組織的に展開するにはどうすればいいのか」

当事者はこんな気持ちでいて、こんな声かけがうれしくて、こんな声かけはつらかったなど、実体験を交えた話をすると、研修の依頼がポツリポツリ入り、口コミで少しずつ増えていきました。そして気がつけば、口コミと紹介で、年間200本、リピート率90％もの研修依頼が来るようになっ

ていました。

　私たち保健師が行う健康教育は、単なる知識の伝達やウケ狙いに終わってはいけません。当日の効果だけではなく、参加者の実生活の中で行動変容が起きることこそ重要なのです。

　ここで、印象に残っているエピソードを紹介したいと思います。

　私には耳が聞こえない子どもがいるので、音楽のイメージや歌に込められた思いを伝えるために手話ができます。そして研修では、手話を取り入れたダンスを踊ることがあります。その手話を取り入れたオリジナルのダンスをしたときでした。壇上から降りたときに、あいさつに来られた女性がいました。帽子を取り、深々と頭を下げた頭には毛髪がなく、眉毛も抜け落ちて、一目で、抗がん剤の副作用だとわかりました。

　「あなたのおかげで感動したときにも涙が出ることを思い出しました。がんになってから、自分の不幸を嘆くことにしか涙を流してこなかったんです」と告げられました。

　数カ月後、1通の手紙が届きました。あのときの女性でした。「抗がん剤治療を終えて、職場復帰しました」という内容に加え、「つらい治療を受けるとき、あなたのダンスを思い出して頑張りました。ありがとう」という一文がありました。

　人には人生があり、家族があり、実現したい夢や一緒にいたい人、成し遂げたい仕事があります。研修会場を一歩出た実生活の中でプラスの思いをつくり出す。それこそが私のめざす健康教育です。

2 | 保健師の原点は公衆衛生

　2015年に労働者に対するストレスチェック制度が始まりました。制度の中核となるのは、ストレスチェックを年に1回受けることにより、自分のストレスの状態を知ることと、高ストレスであった場合に、医師による面接指導を申し出て、就業上の配慮を受けられることです。ストレスチェックの実施者としてかかわることで、ストレスチェックの事後対策や高ストレス者の相談、併せて健康診断の結果から受診勧奨や改善策の提案など、「会社の中の保健室」のような役割をするのが現在の私の仕事です。

　私は、制度が始まる前から一貫して「職場環境改善活動」にこだわっていました。ストレスチェックの実施と、医師面接は義務で、職場環境改善活動は努力義務なのですが、自分が「職場環境改善活動」にこだわる理由がなんとなくわかってきました。

　冒頭でも述べたように私は24年間、保健所で公衆衛生に携わってきました。憲法25条の「すべて国民は、健康で文化的な最低限度の生活を営む権利を有する。」そのために、社会福祉や公衆衛生があるのだと……。

例えば新型コロナウイルス感染症が蔓延している今、個人が感染予防に気をつけることに加えて、緊急事態宣言や蔓延防止等重点措置の発令、ワクチンを接種し、「三密」を避け、手洗い、検温、マスクをするという行動が定着していった結果、感染が予防でき、命を落とす人が減少したように、個人の努力や配慮だけでは防げなかったことをしくみとして体系化し、習慣として定着させることで一定の効果を上げることができます。

　健康上の問題を、単に個人の問題として対応するだけではなく、しくみの中で解決しようとしてきたのが公衆衛生でした。「職場環境改善活動」は、職場をできるだけ気持ちよく働ける環境に改善することで、そこにいる労働者の心の健康を保とうという取り組みです。まさに職場における公衆衛生なのです。そう気づいたときには感動しました。

　保健所を去ってから、公衆衛生の第一線から退いた気がしていました。でも、私の中には残っていたのです。紛れもない「公衆衛生魂」が。保健師の活動の原点は公衆衛生なのです。

3. 私の活動を支えるもの

1 | 思いを仕事にした仲間とともに

　地域保健、産業保健、学校保健……法律や制度の枠組みでつくられたカテゴリー分けは、私たち開業保健師が働く現場にも存在します。

　しかし、縦割りだけでは人をつないでいくことができません。地域で生活する人は、昼間は職場にいたり、その人の子どもは学校にいたりします。

　どんな場面であっても、目の前にいる人に、そのときに必要な知識やサービスを身近なところで提供できる方法は……と考え始めたら、1人でできることではないと限界に突き当たります。

　ただ、確かに1人ではできないけれど、同じような思いで開業している保健師が集まれば何かできるかもしれない。そんな思いでつくったのが、一般社団法人日本開業保健師協会です。

　2012年秋、東京で仕事があったときに、東京で同じように開業している保健師・村田陽子さん（有限会社ビーイングサポート・マナ代表）を訪ねました。お互いのブログの読者ではあったのですが、その時点では面識はなく、初対面で開業保健師の可能性について話し合いました。1人ひとりが自分の得意なことや、自分の思いを実現させるために開業しています。全国で少しずつその動きは大きくなってきていて、開業を志す保健師も増えてきていました。「一度集まってみよう！」と互いが知っている開業保健師に声をかけると、十数人の開業保健師が集まり、交流しているうちに「一般社団法人を創ろう！」と盛り上がり、2013年春、一般社団法人日本開業保

①合同会社チームヒューマン 代表…「人生のしょんぼりをワクワクに変える」を事業の目的に、働く人たちの心の健康支援を実施している。主な業務は心身の健康管理、健康教育等。

②一般社団法人日本開業保健師協会 会長…起業している保健師、起業に興味がある保健師(学生を含む)に対して、教育・情報共有を行っている。

図1 筆者の執筆時現在の活動

健師協会が誕生しました。執筆時現在は会員数約70名、メルマガ読者は500名を超えています。

　とはいえ、まだまだ保健師人口の中ではほんの一握り。年に2回、春と秋に開催する「開業保健師のつどい」と、毎月開催しているテーマ別の研修会、毎月発行するメルマガなど、開業している保健師ならではの発想と機動力を活かして情報交換をしています。その中でお互いの専門性を知り、協力しあって新しい事業を立ち上げたり、後輩を育てたりしています(図1)。

2 | 常にリサーチとブラッシュアップ

　健康課題は社会情勢とともに常に変化していきます。昨日までの最新情報は日々更新されています。また、医学も日々進歩し、学んだことは常に最新とは限りません。

　今、求められているサービスは何なのか、常にお客様の声に耳を傾け、市場をリサーチし、新たなサービスをつくり出す努力をしていかないと、質のよいサービスを提供することはできません。専門職には学習とスキルアップが必要なように、自分の商品に関するリサーチをブラッシュアップすることはとても重要です。

Column

コロナ禍におけるストレスケア用の動画研修

　本稿執筆時現在も新型コロナウイルス感染症は、まだ収束の兆しが見えない状況で、コロナ禍の影響で心の不調が増えている傾向が見受けられます。

　「withコロナ時代のメンタルヘルスセルフケア」をテーマに無料で視聴いただける動画研修を作成しました。マインドフルネスなど8つのテーマで1つのテーマにつき10分程度です。ぜひ、ご覧になってください。

https://stress-care.jimdofree.com/

＊　本動画はJSPS科研費 KC20H04131「メンタルヘルス不調の予防に関わる総合的支援システムの構築(研究代表：竹中晃二)」の助成を受けて制作。

4. 開業保健師という「生き方」

　開業保健師は職業というよりも、「生き方」だと思います。「こうありたい、こう働きたい」という思いを実現していった結果、気づいたら、私は「開業保健師」の仲間入りをしていました。この生き方が自分には合っているのだと思います。

　もし「安定」にしがみついて公務員を続けていたら、私は潰れてしまっていたかもしれません。今、もし自分の働き方に疑問を感じ、苦しい思いをしている看護職の方が本書を読まれていたら、ぜひ自分の心の声に耳を傾けてあげてほしいと思います。「本当はこんな働き方がしたい」「こんな風に生きたい」と願う自分の本心に気づいたら、そのためにできることをするように、少しずつでよいので動き出してみませんか。

　「看護」は、人がいる限り必要な仕事です。組織の中にいることに疲れることもありますが、組織には組織のよさがあり、安心や安定があります。一方、開業は自由ですが、それなりのリスクを伴いますし、すべての人がうまくいくとは限りません。

　いずれにしても、たった一度の人生で、「これが私を活かす道」なのかどうかを立ち止まって見つめ直す時間を取っていただきたいのです。

　私は「開業保健師」という生き方に胸を張って、これからの人生も楽しもうと思います。

活躍のポイント

　自身のメンタル不調の実体験が仕事につながった事例で、強い動機づけが感じられます。公務員や正職員などのように雇用が安定的でなくても、心身が安定する感覚や環境、働き方は人それぞれです。激しい荒波に船出をしたような気持ちでいても、実はその荒波の高低差が自分の心の動きに合っていれば、それはそれで自分らしい安定となりそうです。まさに、「こうなったのは意味があるはず」という気づきが自分らしく生きるきっかけになった、強さになったのだろうと思いました。

　自分の体験を起業につなげる人は多く、成功しやすいように思います。継続するための動機づけが明確だからです。どう動いたらよいのかわからないと悩むことなく、次々に行動してしまう自分を感じられるのではないでしょうか。自分が何のために生まれてきたのかという気づきなのかもしれません。

（濱田安岐子）

新しいケアの形「福祉美容」への挑戦

小林はるみ ● Humming Station 代表

1. 「ハミングステーション」と「福祉美容」の概要

2022年3月、美容室「Humming Station（以下、ハミングステーション）」は福祉美容に携わってから8年目を迎えました。ハミングステーションの理念は、「美容をツールに本来誰もが持っている回復しようとする力に働きかけ、心身機能の維持向上や健康寿命の延伸に寄与する」です。

これまで私は福祉美容師として、在宅・施設・病院への訪問美容を中心に、福祉美容室の経営・イベント出店・講師業・訪問美容のオンラインスクールなどを実施してきました。

1 | 訪問美容師に求められる技術とは

最初に、一般にはまだなじみが浅い「訪問美容師」について少し触れます。訪問美容師は主に、普通の美容室には行けないお客さま、つまり高齢で介護施設に入居していたり、病気・けが・精神疾患・発達障害などにより在宅療養している人やその介護者、また妊娠・育児中の人などを対象に美容の施術を行う美容師です。理美容師の国家資格があれば、誰でも訪問美容を行うことができます（写真1）。

しかし、私は初めて訪問美容

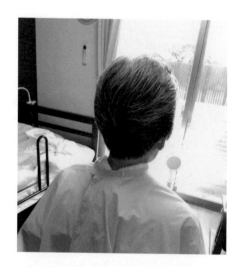

写真1 在宅訪問美容で施術後の利用者

[略歴] 1964年静岡県生まれ。国立伊東温泉病院附属看護学校卒業。20余年看護師として勤務した後、48歳で美容学校に入学、50歳で美容師免許・福祉美容師資格取得。同年、看護師をしながら福祉美容事業を開始。55歳で福祉美容室をオープン。新聞・ラジオ・雑誌・NHKなど取材多数。

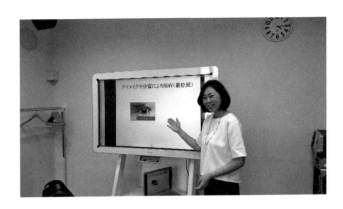

写真2 美容講座の様子

を行ったとき、「これは危険な仕事だ」とすぐに思いました。なぜなら、その利用者はさまざまな疾患や障害により、麻痺・振戦・歩行困難・気分変動などの症状を持っているため、多くのリスクがあるからです。また、年々介護度を増した利用者は、転倒や急変のリスクも抱えています。さらには医療的ケア児や認知症者の急増により、幅広い年齢や症状に対応できるコミュニケーション術や安全に施術できる医療介護の知識・技術・リスクマネジメントなども求められます。これらは普通の美容師にはできない専門的な技術です。医療でいえば総合診療医といったところでしょうか。

　私の活動の原点は紛れもなく医療です。したがって第一優先は医療というスタンスで利用者に接しています。施術に関しては安全第一で、利用者にとって負担の少ない美容の施術を心がけています。また美容講座（**写真2**）を行う際も、医療の視点を入れるようにしています。

2 │ 美容が受け手にもたらす効果とは

　次に美容の効果について紹介します。

　施設や病院で訪問美容をすると、施術後に職員の部屋や売店に寄りたいとおっしゃる人がいます。それは「きれいになった自分を誰かに見てもらいたい」「きれいになったねと声をかけてほしい」という気持ちの表れです。また「午後からリハビリなんだけど、やる気が出てきたよ！」「リハビリの先生、見違えちゃうわね」など、男女にかかわらず、リハビリへの意欲をかき立てられる人も多く見受けられます。問題行動のある精神障害や認知症の人でも、一度カットが始まれば、その心地よさに穏やかに施術は終了します。

　このように、美容は医療では届かない心の奥に優しく届き、自分への関心を引き出して希望を与えるとともに、治療やリハビリへの意欲をかき立て、さらには社会とのかかわりを生み出していきます。

2. 看護師から美容師へ——キャリアチェンジのきっかけ

　私のキャリアチェンジのきっかけは、ある日突然訪れました。

　私は子どものころの夢を叶えて看護師になり、当時20余年のキャリアを持っていました。勤務していないのは小児科と婦人科くらいで、ほとんどの科を経験し、看護師を天職と思って過ごしていました。

　しかし、長年の過労と仕事の重責、シングルマザーとしての疲労がたたり、ひどく体調を崩してしまいました。しばらくして私は、自身の髪の手入れにもうっとうしさを覚え、長くしていた髪を切ってしまおうと考えました。そして、たまたま手に取った雑誌に掲載されていた素敵なヘアスタイルに導かれるように、その美容師さん（現SHEA坂狩トモタカさん）の美容室に行きました。今思うと、それこそが運命が動き出す奇跡の始まりだったのです。

1 ｜ 美容師の仕事は看護の原点に通じる「ケア」だと気づいた

　美容室に行って感動したことはありますか？　私は坂狩さんに初めてカットしていただいたとき、その仕上がりの技術の高さに驚きました。私は髪にコンプレックスがあり、毎朝どう頑張ってもうまくバランスが取れないことが悩みでした。しかし、坂狩さんの手にかかると、そんな悩みはなかったことのように、まったく消えてしまったのです。私は大変感動し、それからたびたび施術していただきました。驚いたことに、坂狩さんに施術していただくと、ヘアスタイルが綺麗なまま髪が伸びていくのです。

　初めてのカットから1年ほど経過したとき、私はふと体調がよくなっている自分に気がつきました。坂狩さんが私にしてくれたのは、医学的な治療でも投薬でもありません。仕事のこともプライベートなことも詳しく聞かれたことはありません。ただ髪に触れて丁寧にカットをし、温かな眼差しや言葉をかけてくれただけです。

　病院では、患者さんが入院して来ると、看護師が当たり前のように家族歴・既往歴・内服状況などのアナムネ聴取を行います。そして医学的治療や投薬治療が始まります。回復する患者さんがたくさんいる一方で、治療を尽くしても芯から救えない患者さんも少なからずいました。

　「手」と「目」と「言葉」で見守る。まさにそれこそが「看護」の原点。私はそのことに気がついたとき、体中に衝撃が走りました。そして、美容師の仕事は看護の原点にも通じる、まさに一番基本的でシンプルな「ケア」だと思ったのです。

2 | 内定美容室の採用取り消しを受けて起業することに

坂狩さんと出会って2年後、私は感動のままに美容師になるため、一念発起して48歳で美容学校に入学しました。それから2年後、奇跡はまだ続きます。実は、私は50歳という年齢が原因で、内定していた美容室から採用を取り消されてしまったのでした。そこで、どうしても美容師になりたかった私は、一番得意な医療・介護のスキルを武器に、福祉美容師として起業するしか選択肢がなくなったのです。しかし、この起業という出来事が後にさらなる奇跡を起こしていきました。私の活動に興味を持ったメディアの人たちが、次々と取材に来てくださったのです。

人生とは何と面白いのでしょう。あのときのさまざまなアクシデントがなければ、福祉美容の活動をすることもなかったのですから。

3. 開設に向けての準備と事業が軌道に乗るまで

1 | 必要物品の購入と運転資金の確保

私の場合、起業を予定していたわけではなかったため、金銭の準備は特にしていませんでした。事業に必要な物品は美容学校時代のものを利用し、少額で必要最低限のものを買いました。

当時、福祉美容業界は1つの職業としてまだ社会的に認知されていませんでした。地域包括支援事業者の中では唯一、医療保険や介護保険外のサービスです。当初は赤字の連続でした。事業のほかに看護師と美容師のアルバイトもかけ持ちし、トリプルワークで乗り切りました。

2 | アルバイト先の同僚に手伝いを依頼

ハミングステーション起業時、私は代表でありながら、美容師としての経験はゼロでしたので、なんとも心細く、その後、アルバイト先の同僚理美容師数人にパートという形でお手伝いをお願いしました。

3 | 事業ノウハウの習得

ほとんどの人は「起業する」といっても、右も左もわからないと思います。私は1年ほど自己流で活動した後、たまたまチラシで見かけた市や商工会の起業家セミナーに参加しました。またその後、国の機関であるよろず相談所やミラサポ（現中小企業119）でさまざまな専門家と出会い、事業に必要なノウハウを学びました。

起業を考えているとどうしてもやりたいことが先行してしまいがちですが、事業計画をシビアに立てるのも大切なことです。しかし、これも楽しかったからできたことで、私はまるで美容師の世界に取りつかれたかのよ

うにのめり込んでいきました。

　坂狩さんの施術を受けて感動した体験は、福祉美容の仕事に大いに役立ちました。私のお客さまはなかなか美容室に来ることができません。いかに髪型を美しいまま長持ちさせるかは重要な要素です。私の美容師としての腕はまだまだですが、時に「小林さんにカットしてもらうと長持ちするんですよね。2カ月も3カ月もきれいなままだから」と言っていただくと、とても嬉しく思います。

　美容の施術を通して感じるのは、内面の健康にもはたらきかけることの重要性です。いくら外見を整えたとしても心が健康でなければ、その美しさは輝きを放ちにくいのです。どのような状況にあっても愛と感謝、そしてときめきとともにある人は生き生きとして美しいと感じます。お互いそうありたいですね。

4. 活動を続けるためのポイント──地域での他業種連携

　訪問美容を実施するに当たって、地域の医療介護分野の事業所との連携は欠かせません。今でこそ、訪問美容という専門分野について少しは知られるようになってきましたが、起業当時はまったくといっていいほど知られておらず、残念なことに「訪問美容＝ボランティア」という認識でしかありませんでした。

　このような風潮の中、私は自作のチラシを持って「美容には人が本来持っている回復しようとする心に届き、治療に向かう姿勢やリハビリへの意欲をかき立て、身体機能を維持向上する素晴らしい力があります。ぜひ地域医療の一端を担う仲間に入れてください！」と、地域包括支援センターや訪問看護事業所、介護施設、病院や薬局を回りました。

　地道な活動をしていくうちに、徐々にハミングステーションを知っていただけるようになりました。訪問美容事業所としては初めて、地域包括支援を目的とした他業種連携の勉強会に参加させてもらったり、市民向けの認知症講座（写真3）や講演会にも講師としてお招きいただきました。

　ただし、どんなによいことをやっていても、時代背景や顧客のニーズに合っていなければ事業の継続は困難です。新型コロナウイルス感染症の感染拡大という突発的な状況にも、常にしなやかに変化しながら事業を運営しています。

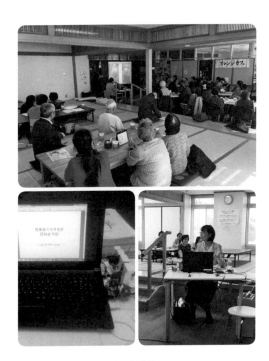

写真3 市民向けの認知症講座

5. 情熱を注げることを小さく始めてみる

　あちこちで女性起業家セミナーが開催され、「女性活躍の時代」だと言われるようになりましたが、自身のこれまでを振り返ると、女性が事業を継続していくのは並大抵なことではないと痛感しています。私の場合、幸い子育ては終わっていましたが、両親の介護をしながらの事業は本当に大変でした。現代でも、たいていの女性には日常の家事や子育て、介護や孫の世話と、次々とやるべきことがあります。事業を行いながら、このような一連の作業をこなすには、かなりのエネルギーが必要です。特に忘れてはいけないのは、日々、自分も年を重ねているということです。時間も体力も有限です。いつしか私も老年期に近づきつつある自分に気がついたところです。

　ハミングステーションは8期目からすべての訪問美容事業を終了します。ただし、これまでと変わらず「美容」をツールに、地域医療や地域包括支援の一端を担う美容室として、医療・介護を必要とされる皆さまのお役に立ちたいと思っています。

　自分の人生を振り返って、まさか美容師にキャリアチェンジするとは思っていなかったので、大変驚いていますが、一歩踏み出したからこそ素敵な人々やミラクルな出来事に出会うことができました。今では福祉美容師になるために、一度看護師になったのかなとも思います。

起業や地域・職場での活動をお考えの方は、まずは情熱を注げることを、お金をかけずに小さく始めてみてはいかがでしょうか。きっと皆さまにもミラクルは起こると思います。本稿では、私の人生に起こったことが皆さまの後期キャリアの設計や人生のお役に立てればという思いで紹介しました。また、今なんらかの状況で苦しみの中にいる人には、一見逆境のように見える出来事の中にも必ず幸せの種があり、いつかあなたらしい花が咲く。どうか希望を失わないで生きていってほしいと思っています。

　最後になりましたが、この長く続くコロナ禍において、日々患者に向かわれている多くの看護職に心から敬意の念を表します。また、このような貴重な機会をいただいた編者の濱田安岐子さまと読者の皆さまに感謝申し上げます。

活躍のポイント

　美容師という異業種にキャリアチェンジしていても、アイデンティティは看護職なのだとわかります。看護の経験はキャリアチェンジ後もつなげていくことができます。それがキャリアを積み重ねる意味なのだと思います。

　筆者の小林さんは「自分のキャリアの原点は医療にある」と明言するほどの認識を持ち、美容と医療の橋渡しをすることで、ケアを必要とする人を護る活動を実現されています。訪問は終了するようですが、人を思う気持ちをつなげてきたことでキャリアがつながり、思いが継承されていけば、自己実現はさらに広がっていきそうです。

　また筆者は、苦しい体験を乗り越えた先に待っているキャリアがあることを教えてくれています。セカンドキャリアとは、自分の人生をあきらめず、人との出会いを大切にしてチャンスをつかんだ人に拓かれるものなのかもしれません。　　　　　　（濱田安岐子）

4章

**キャリア後期のための
備えと情報**

1

キャリア後期に向けたセルフケア

松尾玲奈 ● Wholwel（ホールウェル）合同会社 代表 / 保健師 / 労働衛生コンサルタント（保健衛生）

　健康とはご存じの通り、"身体的、精神的、社会的に良好な状態"です。"状態"は年齢や環境によっても大きく変化します。人生が長くなることが現実味を帯びてきたからこそ、この時代に生きる私たち看護職も、その時々における"自分の健康"に目を向けたいものです。

　より質の高い看護を実践するためには、看護職自身が健康で幸せであることが不可欠です。これからの実りある人生をよりよくするために"看護職（自分）自身の健康"についての振り返りと、今からできるセルフケアのヒントを紹介します。

1. ヘルスリテラシーを高めてセルフケアにつなげる

　「○○リテラシー」という言葉をよく耳にします。「文字の読み書きができる能力」のことを言う"リテラシー"の前に"ヘルス（健康）"の単語がついたのがヘルスリテラシーです。そのまま解釈すると、「健康に関する読み書きができる能力」となりますが、定義の1つとして「健康や医療に関する情報を探し、理解し、評価して、活用できる力[1]」とあります。

　働く女性を対象とした調査結果によると[2]、女性に関するヘルスリテラシー*1 が高い人のほうが、PMS（月経前症候群）や月経随伴症状時、あるいは更年期症状および更年期障害時における仕事のパフォーマンスが高いということがわかりました。さらに、ヘルスリテラシーが高い人には、婦人科系のがん検診に行き、月経周期を把握し、気になる症状があればすぐに受診する、といった行動が見られました。一方で、ヘルスリテラシーの低い人は「特にしていることはない」という回答が最も多くありました。

1 | 女性特有の症状に気づき受診していますか？

　PMS、月経随伴症状、更年期障害など、つらい症状を放置していませ

---

*1：同調査上では「女性が健康を促進し維持するため、必要な情報にアクセスし、理解し、活用していくための能力」と定義

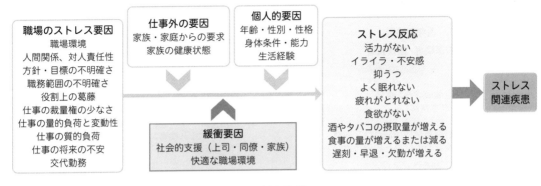

図1 職業性ストレスモデル（NIOSHのモデルをもとに筆者作成）

んか？ 5〜6人の子どもを出産していた昔の女性の生涯における月経回数は約50回程度であったのに対し、現代の女性は、約9倍の約450回と言われています[3]。初経から初産までの期間も伸び、これに伴って子宮筋腫や子宮内膜症などの婦人科系の疾患が増えています。それだけ体に負担がかかっており、現代の女性には婦人科系の症状が生じやすいのです。月経の痛みや量、周期の乱れ、更年期症状によって生活や仕事に支障が生じていると感じたら早めに婦人科を受診しましょう。

2 | 看護職こそヘルスチェックが必要

キャリア後期は、健康面の変化も生じるタイミングです。日本看護協会「2017年 看護職員実態調査」によると[4]、「自分の健康について」の悩みや不安を持つ看護職の割合は年代とともに（特に40歳代から50歳代にかけて）上がっていました。「2010年 病院看護職の夜勤・交代制勤務等実態調査」では[5]、交代制勤務をする40歳代の看護職のうち、40.7％の人が「不調」と回答しており[*2]、同年代の一般労働者（17.4％）の2倍以上でした。その不調内容は「肩こり、腰痛、頭痛、倦怠感、慢性的な睡眠不足、憂鬱感、胃腸不良」などです。

3 | ストレス反応に気づき、対処する

図1は、日本のストレスチェック制度における調査項目のもとになった、アメリカの国立労働安全衛生研究所（NIOSH）の職業性ストレスモデルです[6]。このストレスモデルにおけるストレス反応の内容は、前述した2010年調査の看護職の抱える「不調」の内容と多く合致しています。もちろん、例外はあるでしょうが、日常的に感じている不調の多くは精神的なストレス反応かもしれません。

---

*2：「非常に不調である」「不調である」を合わせた回答

表1　関係法令別・40歳以降の健康診断の種類

実施者	医療保険者		事業者	各自治体	その他
対象者	被保険者・被扶養者		労働者	住民	
40歳～74歳	高齢者医療確保法 特定健康診査：義務 （メタボ健診） ＊被保険者（労働者）は定期健康診断の結果を利用可能		労働安全衛生法 定期健康診断 雇入時健康診断 他：義務	健康増進法 歯周疾患検診 骨粗鬆症検査 がん検診 肝炎ウイルス検査 ：努力義務	自費で受診 人間ドック 脳ドック レディースドック 婦人生活習慣病予防健診など
75歳以上	高齢者医療確保法 健康診査：努力義務			＊受診対象年齢区分あり	＊医療保険者助成の場合あり

　ストレス反応に早期に対処し、ストレス関連疾患へ移行しないようにするために、組織的に職場内外のストレス要因を解決することは大切です。それだけでなく、社会の変化が激しい昨今では個人で対応可能な要因に対しても取り組む必要があります。困りごとを相談できるよう周囲と良好な関係を築いておくこと、ネガティブな感情が起こった場合にはさまざまな角度から見方を変えられるように視野を広く持つこと、健全なストレス解消法を持っておくこと、自分を労り休養を多めにとることなどがセルフケアにつながります。

2. 自身の健康をマネジメントする

1│健康診断を計画的に受ける

　労働者が出勤はしているものの、何らかの健康問題によって業務能率が落ちている状況をプレゼンティーズムと言います。このプレゼンティーズムによる損失コストは医療費よりも大きいとされています[7]。責任感の強さや使命感によって体調不良を押し切って働いていることは、プレゼンティーズムが非常に高い状況を維持していることにつながります。

　健康診断は定期的に健康状態をスクリーニングするだけではなく、自身の健康状態を把握し、日々の生活を振り返って見直す機会にもなります。ぜひ年に1度は、定期的に健康診断を受けましょう。日本では、いくつかの法令に基づき健康診断が実施されています（表1）[8]。何らかの組織の被雇用者であれば、労働安全衛生法に基づき、年1回以上は定期健康診断を受診します。一方で、被扶養者や個人事業主である人などは自分で受診を計画しなければなりません。特定健康診査の費用は年度に1回は医療保険者が負担しますが、仕事のスケジュールや体調などを理由についつい先延ばしにしがちです。

　「年度はじめ」あるいは「誕生月には必ず受ける」といったルールを自分

1. 夕食は朝食の10〜12時間前に摂り、体に「朝時間」を伝える

夕食から一定の時間を空けて摂った食事は「朝」を体内に知らせてくれます。食事によって体の時差ボケや体内時計の狂いを調整できるのです。逆に、食事時間を意識していないと、体内時計が狂ってしまいます。夜遅い夕食や、夜のながら食いは、朝までの空白時間が生まれません。また、朝食を抜くと体内に「朝」を知らせないことになります。

できれば夕食と朝食の間は10時間以上空けて、1日の始まりに朝食を摂り、体内時計に「朝」の指令を出しましょう[10]。

2. 栄養バランスがよい食事で体内時計を動かす

食事を簡単に済ませようとすると、コンビニのパンやおにぎり、カップ麺など、栄養素が偏ったものになりがちです。しかし、1つの食材を摂るだけでは、体内時計をうまく動かせません。タンパク質、脂質、炭水化物など栄養のバランスを考える必要があります。

バランスのよい食事は体内時計の調整だけではなく体を健康に維持するためにも重要です。ぜひ"定食型"の食事を摂りましょう。具体的には、主食(ご飯、パン、麺など)、主菜(肉、魚、大豆など)、副菜(野菜、海藻、きのこ類など)の3セットが揃っているような食事です[11]。

分量の比率は、主食：主菜：副菜＝3：1：2がよいとされています。特に副菜が不足しがちです。副菜をしっかり食べると、糖質やタンパク質、脂質の摂りすぎを防げます。

3. 朝食と夕食の比率は体内時計にも関与

効果的な体内時計のリセットのためには、朝食と夕食の比率を3：1くらいにするとよいとされています。比率が朝＜夜になると、夜型に移行しやすいのです。とはいえ、実態としては夕食の比率が大きい人のほうが多いのではないでしょうか。なるべくメインの食事を朝にして、朝食の量よりも夕食は少なめか、同等の分量にしておくのがベターです。

4. 夕食が遅くなるときは「分食」を

朝食との間隔を十分に空けるくらいに早く夕食を食べられない場合は、1回の夕食を2回に分ける「分食」をすることで、体内時計のリズムを乱しにくくできます。例えば、19時ごろに主食(おにぎりなど)と主菜(サラダチキンなど)を食べ、22時ごろに副菜を軽く食べる、といったことです。朝起きたときに「お腹がすいた。食べたいな」と、食欲を感じられるくらいに夕食を抑えられるとよいでしょう。

で決めて、受け忘れのないようにしましょう。最近では、自費で受ける脳ドック、レディースドックなどのコースや検査項目も充実しています。補助金や制度などを使う場合は、対象年齢が限定されている場合もあるため、加入している健康保険組合等のWebサイトを確認するとよいでしょう。人間ドックほどはお金がかけられない場合でも、自治体のがん検診も十分に活用できるので、効率よく自己負担を軽減しながら計画を立てることをお勧めします。

2 | 健康のカギとなる生活リズムを整える

看護職は交代勤務をしている場合も多く、健康障害が生じやすいと考えられます。過去の調査によると、生活リズムの乱れは肥満や2型糖尿病の罹患率上昇、女性では乳がん、男性では前立腺がんのリスクが上昇することがわかっています[9]。シフト自体の改善は組織的な対応が求められますが、セルフケアとして取り組めることも十分あります。その1つが体内時計を意識しながら過ごすことです。

特に交代勤務を担う看護職にお勧めしたい、体内時計を基にした生活習慣の整え方のポイントを紹介します。

❶ 体内時計を考えた食生活のポイント

体内時計に刺激を与えるものとして、朝の日光浴が知られていますが、実は食事も同等の刺激となることがわかっています(資料1)。

❷交代勤務時の工夫

　交代勤務をしている人は、リズムがつかめないと、疲労感や仕事への集中力の低下を感じることもあるでしょう。夜勤開始時は、勤務の直前まで睡眠をとって、仕事を始める前に「朝食」となるような食事を摂るとよいでしょう。また、夜勤中の休憩時間に仮眠をとること、夜勤明けの帰宅時はサングラスなどにより日光を避けることも有効です[12]。夜勤明けに日勤に調整するときは、日中は無理のない範囲で睡眠をとらず、夜、早めに就寝するとよいでしょう。

❸休日の睡眠のとり方

　普段の睡眠時間は足りていますか？　日中に眠気が生じる場合や、休日に寝溜めすることが多い場合は、普段の睡眠が不足しているかもしれません。体内時計のリズムのためにも、休日の朝寝坊は2〜3時間に留め、昼寝も15時前までと短時間に留められるよう平日にもしっかり睡眠をとりましょう。

3 ｜ かかりやすい病気に備える

　近年、国内で認可されたワクチンの数が増え、それに伴い予防接種で防ぐことのできる病気も増えてきました。予防接種は子どものうちに受けることが多いものですが、例えば帯状疱疹の予防には50歳以上を対象としたワクチンがあるなど、定期接種の年齢を過ぎた世代は、自分にも必要なワクチンがあるということを知らない人が多くいます。

　成人向けに必要な予防接種のスケジュール等の情報は、日本プライマリ・ケア連合学会の「こどもとおとなのワクチンサイト」[*3]などにも掲載されています。

4 ｜ well-beingを意識して活動する

　WHOの健康の定義[*4]の中にも出てくるwell-beingという言葉は、幸福や幸せとしてあらゆる場で語られる機会が増えてきました。健康（行動）と幸せは相互に関係し合っていることもわかっており[13]、いずれも特別なことではなく、日々の小さな積み重ねです。健康な生活を心がけることは自分や周りの幸せにもつながります。

[*3]：日本プライマリ・ケア連合学会：こどもとおとなのワクチンサイト（https://www.vaccine4all.jp/）
[*4]：Health is a state of complete physical, mental and social well-being and not merely the absence of disease or infirmity.（健康とは、肉体的、精神的および社会的に完全に良好な状態であり、単に疾病または病弱の存在しないことではない）

5 │ アクティブエイジングで well-being をめざす

　アンチエイジングという言葉がありますが、年月とともに心身や環境の変化は避けられません。エイジング（加齢）とはアンチ（対抗・反発するもの）ではなく、その時々の変化を受け入れ、最善を尽くすことだと思います。体調不良やストレス反応を我慢して、表面的な美だけを求めるのではなく、心身の声を聞き、活き活きと過ごすアクティブエイジング*5 をめざしませんか？

　ヘルスリテラシーを有する Well-being な看護職が増えて、さらに、看護職がかかわる人々に Well-being が伝播していくことを願っています。

［引用・参考文献］
1 ）聖路加国際大学：ヘルスリテラシー「健康を決める力」. （https://www.healthliteracy.jp/）［2022.10.4 確認］
2 ）日本医療政策機構：働く女性の健康増進調査, 2018.
　　（https://hgpi.org/wp-content/uploads/1b0a5e05061baa3441756a25b2a4786c.pdf）［2022.10.4 確認］
3 ）女性の健康とメノポーズ協会編：年代別 女性の健康と働き方マニュアル　ワーク・ライフ・バランスとヘルスケア, 水沼英樹監修, SCICUS, p.50, 2012.
4 ）日本看護協会：2017 年 看護職員実態調査, 2018.
5 ）日本看護協会：2010 年 病院看護職の夜勤・交代制勤務等実態調査 2008 年 時間外労働、夜勤・交代制勤務等緊急実態調査 2008 年 看護職の労働時間管理に関する緊急調査報告書, p.116, 2012.
6 ）厚生労働省・労働者健康安全機構：ストレスに気づこう　こころの健康気づきのヒント集, p.3-5, 2001.
　　（https://www.mhlw.go.jp/content/000561005.pdf）［2022.10.4 確認］
7 ）厚生労働省保険局：データヘルス・健康経営を推進するためのコラボヘルスガイドライン, 2017.
　　（https://www.mhlw.go.jp/file/04-Houdouhappyou-12401000-Hokenkyoku-Soumuka/0000171483.pdf）［2022.10.4 確認］
8 ）厚生労働省：第 4 回健康診査等専門委員会参考資料, 2019.
　　（https://www.mhlw.go.jp/content/10601000/000511508.pdf）［2022.10.4 確認］
9 ）田原優, 柴田重信：Q&A ですらすらわかる　体内時計健康法　時間栄養学・時間運動学・時間睡眠学から解く健康, 杏林書院, p.26, 2017.
10）古谷彰子：食べる時間を変えれば健康になる　時間栄養学入門, 柴田重信監修, ディスカヴァー・トゥエンティワン, p.97, 2017.
11）厚生労働省：e-ヘルスネット　賢く食べるためのコツ　今日の健康問題・食料問題に対応し、食生活の方向を示す「食生活指針」. （https://www.e-healthnet.mhlw.go.jp/information/food-summaries/e-03-009.html）［2022.10.4 確認］
12）田中智恵子, 長田梨那：看護師のための睡眠実践法　不規則勤務に負けない心と身体のセルフケア, 日本医療企画, p.92, 2018.
13）前野隆司：幸せのメカニズム　実践・幸福学入門, 講談社, 付録③, ⑤, 2013.

─────────────
＊5：人々が歳を重ねても生活の質が向上するように、健康、参加、安全の機会を最適化するプロセス（WHOの定義による）

いつまでも輝き続ける
プラチナナースへの支援

中村智子 ● 公益社団法人東京都看護協会 東京都ナースプラザ プラチナナース支援係
山元惠子 ● 前 公益社団法人東京都看護協会 会長／富山福祉短期大学看護学科学科長・教授

　日本では結婚指輪に用いられることも多いプラチナは、いわゆる「レアメタル」の1種で、紀元前から装飾品として用いられ、カルティエが貴金属の王と呼んだことでも有名です。その希少性、純粋な輝き、安定性、粘り強さ等、どれもキャリアを重ねた看護職の姿によく似ています。プラチナナースとして輝き続ける諸先輩の後ろ姿は素晴らしい、まさに国の財産です。

　日本は高齢化率28.8%の超高齢社会となり[1]、看護へのニーズや社会の期待はますます増加しています。しかし看護職員は慢性的に不足しており、2025年の社会のニーズに対し6万〜27万人の看護職員が不足する可能性も示されています[2]。一方、社会全体の高齢化を反映し、看護職も高齢化が進んでいます（図1）。2020年度の看護師等業務従事者届では、東京都の50歳以上の看護職は36,404人と全体の約26%を占めています[3]。

　過去10年以上、看護職員数は毎年増加してきましたが、近年、少子化がますます進展しており、新卒看護職員の大幅な増加は望めません。このギャップを軽減し、安心して暮らせる超高齢社会の実現のために、長く豊かなキャリアを持つ看護職＝プラチナナースの活躍が期待されているのです。また平均寿命が80歳を超える昨今、定年後のセカンドキャリア形成

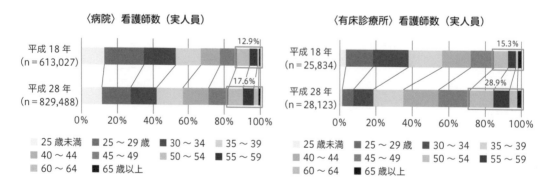

図1　病院・有床診療所の看護師の年齢構成

[出典] 中央社会保険医療協議会 総会資料（2019年4月10日開催）より（https://www.mhlw.go.jp/stf/shingi2/0000212500_00023.html）

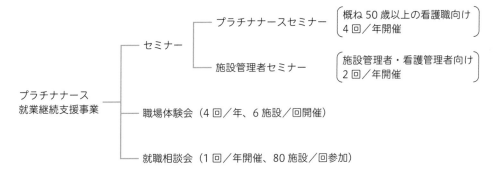

図 2　プラチナナース就業継続支援事業の概要

は不可欠なものとなりつつあります。

1. 東京都のプラチナナース就業継続支援事業

　東京都は、プラチナナースの活躍を支援するさまざまな事業を展開しています。まず 2016〜2017 年度に、「セカンドキャリア支援事業」(東京都看護協会委託事業)[4] を実施しました。そして、2021 年 4 月からは新たに「プラチナナース (定年退職前後の看護職) 就業継続支援事業」(東京都ナースプラザ委託事業)[5] が開始されています。

　この事業では、プラチナナース世代の看護職を中心に長期的なライフプランニングの機会を提供し、豊富で貴重な経験とスキルを活かして輝くセカンドキャリア形成を支援しています (図 2)。

2. 事業内容の紹介

1 ｜ プラチナナースセミナー

　"充実した第二の人生をデザインする"をメインテーマに掲げ、定年後の働き方や生活を考えるきっかけとなる知識や情報を提供しています。都内施設に勤務中または都内在住で就業を希望する、概ね 50 歳以上の看護職を対象に、会場／オンライン参加が選べるハイブリッド形式で年 4 回開催しています (表 1、写真 1)。

　セミナーのテーマは、看護職としてのキャリアデザインだけでなく、年金や定年退職以降の求職方法など、定年退職後のライフプランを含めたものを選んでいます。セミナー参加者からは、「定年後のイメージは真っ暗だったが、セミナーに参加して将来を明るく過ごすために今を頑張ろうと思った」「まだ人生半ばだと痛感した。仕事もあと 20 年あるなら、何を強みに働くかを考える機会になった」等の前向きな感想が聞かれています。

表1　　2021年度「プラチナナースセミナー」テーマ一覧

開催日	セミナーテーマ	参加人数(人)
第1回 6月8日	プラチナナースとして活躍するためのライフキャリアデザイン	72
第2回 8月21日	イキイキと働き続けるキャリアを実現するために	65
第3回 11月2日	プラチナナースとして活躍するためのライフキャリアデザイン	48
第4回 1月15日	「人生100年時代」プラチナナースとして自分らしく「働く」「生きる」を考える	79

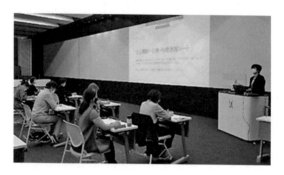

写真1　プラチナナースセミナーの様子

2 施設管理者セミナー

　都内の病院や高齢者介護施設、訪問看護ステーションなどの施設管理者、看護管理者を対象に、対面とオンラインでのハイブリッド形式で年2回開催しています（表2）。

　テーマは、少子高齢化の社会情勢や高齢者雇用に関する政策を踏まえ、プラチナナース雇用の必要性と活用方法につながるものとしています。講師にはキャリアコンサルタントや社会保険労務士、人事管理を専門とする大学教授等、幅広い分野の専門家を招き、多様な視点からの情報や知識を提供します。さらに東京都と東京都ナースプラザ担当者から「プラチナナース就業継続支援事業について」と、「プラチナナースの求人・就業状況等の現状」を、施設管理者にお伝えする機会にもなっています。

3 職場体験会

　職場体験会は、プラチナナース世代の看護職のセカンドキャリアプランの選択肢を増やすきっかけづくりをめざして開催しています。キャリアの長い看護職でも経験のない分野、例えば高齢者介護施設、訪問看護ステーションなどでの職場体験を通して、それぞれの現場における看護の特徴や業務を知り、選択の幅を広げることを支援しています。体験会は年間4クール、1クールにつき6施設で開催します。1施設につき参加定員は3人で、

表2　2021年度「施設管理者セミナー」テーマ一覧

開催日	セミナーテーマ	参加人数(人)
第1回 5月14日	プラチナナースを有効なマンパワーとして活用する	76
第2回 8月27日	プラチナナースを活かすための働く条件と環境のポイント	45

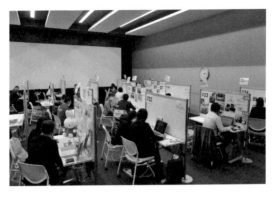

写真2　プラチナナース就職相談会の様子

4時間程度のコンパクトな体験会ですので、看護業務というよりは、施設の雰囲気を感じたり、そこで働くイメージを持ってもらうことが目的です。

体験会参加者からは、「現場のスピード感や雰囲気を知ることができた」「介護職やケースワーカー等の他職種とのコミュニケーションを体感できた」等の感想が多く聞かれています。実際に、高齢者介護施設での体験会で看護部長と意気投合し、翌春の定年退職後の就職を決めた方もいました。気軽に参加し、職場を体感していただけていると感じています。

4 ｜ プラチナナース就職相談会

就職相談会は「施設側からのPR」と「求職中の看護職からの相談の場」で構成されています。初年度の就職相談会は、午前・午後の二部制とし、求人する施設ごとにオンラインまたは対面で開催しました。

午前の部は各施設4分間、施設内の動画や施設長からのメッセージ、職員のインタビューなど、オンラインの利点を活かした積極的なPRがありました。午後は東京都看護協会会館内に設置した相談ブースで、施設の採用担当者による対面での就職相談を行いました（写真2）。50歳以上の求人のある施設がブースを出展し、参加者は採用担当者と直接話すことができたので、年齢で断られないという安心感があったようです。また「お互いじっくり話ができた」と満足度の高い感想が聞かれました。

通常の就職相談会は、なるべく早く採用したい求人施設と、なるべく早

く働きたい看護職のマッチングの場合が多いと思いますが、東京都ナースプラザによるプラチナナース就職相談会は、長期的なライフプランを視野に入れたセカンドキャリア形成の一環として、翌年度末から数年後に定年を迎える方までと幅広いプラチナナース世代に、情報収集の場としても活用いただきたいと考えています。

3. 社会を支えるプラチナナースの普及に向けて

1 | 看護職の皆さんへ：これからのキャリアを視野に入れてみませんか

　不安定な社会・経済情勢、新たな感染症の脅威、そして世界のどの国も直面したことのない超高齢化と予測できない変化の大きな時代において、プラチナナースとしてのセカンドキャリアは社会への大きな貢献であると同時に、看護職自身の豊かな生活を守ります。長い看護のキャリアで得た知識やスキル、さらに、実にさまざまな患者やその家族等への対応で培われた人間力は、何物にも代えがたい、まさにプラチナレベルの能力です。定年後の"のんびり暮らし"も捨てがたい選択肢ではありますが、アイデンティティーの1つとして看護職のご自分を活かし、輝き続けてみませんか？

　プラチナナースの就職では、キャリアを活かすと同時に体力面などでも自分に合った職場を選ぶことが大切です。そのためには自身が持っている知識や能力などの「キャリアの棚卸し」、また、興味のあることやこれからチャレンジしたいことの検討など、伸びしろを客観的に査定することも重要です。実際に就業先を探す際には、施設を見学し、プラチナナース雇用に対する職場環境や勤務体制の配慮の有無、自分に合った職場かどうかなど、求人情報では見えない情報の収集が欠かせません。東京都ナースプラザのデータでは、施設見学後に採用面接を受けた求職者のほうが、採用率がよいという結果が出ています。

　一方でプラチナナース世代は、加齢に伴い自分や家族の健康や体力、ライフスタイルが変化する世代でもあります。その変化に柔軟に対応できるよう、"まずは1年働いてみる"などの短期目標と、5年後の自分を想像した長期的視野の両方を持ちながら、キャリアを伸ばしていくことも必要でしょう。いずれにしろ、定年よりも前から情報収集のアンテナの感度を上げつつ、自分の健康や生活、理想と折り合いのつく働き方を、シミュレーションすることが大切です。また、このシミュレーションを、早めに試してみることも重要です。働く看護職は毎日が忙しく、「これからのことは定年退職の年が近づいてきたら考えよう」という方も多いのですが、前述のように自身の健康や体力、家族の状況などの変化がありますし、その個

人差が大きいのもプラチナナース世代の特徴です。50代前半から定年後のキャリア・ライフプランニングを始め、安定して働き続けるセカンドキャリアをつくっていただきたいと思います。

2 ｜ 求人・雇用側の皆さんへ：環境整備や雇用後の支援がポイント

　他方で、雇用側にも十分な受け入れ体制が必要です。就職相談会等のアンケートから、慢性的な看護師不足に対して定年後の看護職雇用の必要性を感じている病院・施設は少なくなく、雇用の意欲の高さが見受けられます。しかし、プラチナナースの健康や体力に配慮した職場環境整備＊や、業務マネジメント、モチベーション維持のフォロー等、雇用後の取り組みは、始まったばかりという印象です。プラチナナースの求人にあたっては、どのような経験やスキル、働き方を求めているのか具体的な提示があると応募しやすく、また求めていることが明確なほうが就業継続のモチベーションも維持しやすいでしょう。

＊

　プラチナナースを支援する私たちは、①看護職に、"プラチナナース"としてのセカンドキャリア形成の周知をはかり、50代前半から定年以降の働き方を考える意識の浸透、早めの行動を支援すること、②雇用者（病院・施設等）に対し、プラチナナースの雇用促進とともに、働きやすい職場環境や働き方、賃金や処遇の整備を周知・啓発すること、の2点を今後の課題として、看護職がプラチナの輝きを保ち続けられるよう、活動していきたいと考えています。

引用・参考文献
1 ）内閣府：令和 3 年版高齢社会白書, 2021.
2 ）厚生労働省：看護職員需給分科会中間とりまとめ（2019 年 11 月）, 2019.
3 ）東京都福祉保健局医療政策部医療人材課 編：令和 2 年 看護師等業務従事者届集計報告, 2022.
4 ）東京都福祉保健局, 東京都看護協会：看護職のセカンドキャリア事例集―生涯現役時代到来　プラチナナースとして輝くために, 2017.
5 ）東京都看護協会：プラチナナース就業継続支援事業.（https://www.np-tokyo.jp/about/activities/platinumnurse.html）［2022.10.4 確認］

＊：例えば作業環境の照明を明るくする、電子カルテの入力方法を簡便に（フォントを大きくし、プルダウン方式で選択できるように）する、など。

●日本看護協会出版会
メールインフォメーション会員募集
新刊、オンライン研修などの最新情報や、好評書籍の
プレゼント情報をいち早くメールでお届けします。

看護管理 実践Guide

40代・50代から考える
キャリア後期に向けた看護職人生の組み立て方
資産・生活設計・働き方

2023年1月30日　第1版第1刷発行　　　　　　　　　　　　〈検印省略〉

編　　者　　濱田安岐子

発　　行　　株式会社 日本看護協会出版会
　　　　　　〒150-0001 東京都渋谷区神宮前5-8-2　日本看護協会ビル4階
　　　　　　〈注文・問合せ／書店窓口〉TEL/0436-23-3271　FAX/0436-23-3272
　　　　　　〈編集〉TEL/03-5319-7171
　　　　　　〈ウェブサイト〉https://www.jnapc.co.jp

装　　丁　　齋藤久美子

印　　刷　　株式会社 教文堂